無框身體

**婦產科醫師寫給妳的身體指南，
破除性別限制與生育迷思，
陪妳一起愛自己**

禾馨婦產科 **烏烏醫師** —— 著

高寶書版集團

愛自已，就從懂身體開始。

無框身體

知識，通往獨立思考與自由

　　活在任何一個時代，都有各種形式的壓力與氛圍，影響著人類獨立思考的能力，以及作為一個獨立個體的自由，這背後的驅力，是複雜卻也赤裸的權力關係。掌握某種權力的人總是試圖影響其他人的想法，因為控制一個人怎樣思考，等於控制了一個人的自由。這並不是什麼艱澀的政治學理論或人類學研究，而是每天發生的真實現況，不信的話檢視一下你所知道的生活常識，裡面到底有多少荒誕不經的假消息，而這些假消息的背後，躲藏的是何等直白的社會壓力。

　　性知識其實就是一個充滿混亂訊息的領域，關於女性的的迷思尤其氾濫，女性的性知識是一個學校老師也不願意講，家人也不願意談，口耳相傳的資訊裡又充滿錯誤的複雜議題，而這背後充滿了父權社會想要宰治女性的意圖，以及整個社會科學素養不足的遺害，從「經期不能喝冰水」、「性器的外觀顯示了性經驗」、「懷孕時不能○○○」、「坐月子一定要XXX」、「墮胎非常危險」、「女生談性代表淫蕩」、「避孕藥會傷身」，這些毫無科學根據也無法符合真實現象的論述，目的其實是想要藉由扭曲知識的方式控制人的思考，進而建立

或強化某種權力關係。宰制人對自己身體的想法，就能控制人的自由，而傳遞各種迷思的結果，讓人原本可以自己判斷、自己決定的事情，變成不能自行判斷，也不能自行決定，只能依附同樣不具備判斷力的某種權威。而這種現象行之有年之後，迷思的受害者會逐漸變成附和或甚至助長迷思的加害者，這些人懷著善意奔相走告，以至於害了更多人。要終止這一切，最強的武器是正確的知識，針對所有令人困惑或是焦慮的議題進行最科學的探討和論述，才能讓徬徨無助的人知道該如何面對自己的身體。

　　《無框身體》是烏烏醫師的大作，是適合所有人的女性知識教材。烏烏醫師是個色彩鮮明的人物，細膩溫柔的文字，顯示出她對女性議題的關切，精準有據的論述，展現出學術兼備的專家素養。如果你認識她的話，會發現她偶爾長眉一軒，還會露出精悍的霸氣，這幾年來，她在破除迷思方面的努力，簡直像在行俠仗義。我與她的巧遇，除了她接生了我的第三個孩子之外，也因為過去幾年間，我在推廣孕婦肌力訓練的過程中，

無框身體

發現她也是個練家子；更重要的是，我們都在做一樣的努力，就是試著用知識塑造一個更美好的世界。希望大家在閱讀這本《無框身體》之後，可以掙脫各種迷思帶來的焦慮和束縛，充分運用自己的自由，去追求想要的人生。

怪獸肌力及體能訓練中心總教練　何立安

愛自己，就從認識自己開始

　　我是一個開業中醫師，日常診務，大半處理婦科疾患。和烏恩慈醫師相識，起源於禾馨婦幼診所共事的經驗。從互相轉診病患，碰面時交換彼此的見解，算來已有 6-7 年的時間了。

　　在社會大眾的印象裡，傳統中醫和現代醫學彷彿兩條無法交集的平行線，各說各話也各行其道。現代醫學的觀點，女性生理週期、孕育、胎產，乃至更年期症候群，完全建立在生殖內分泌學的基礎上，臨床使用各式各樣的賀爾蒙製劑來做治療。我身邊許多婦產科醫師朋友們都曾經問過我一個問題：「如果不使用賀爾蒙製劑，如果你們開給病患的中藥裡面沒有類似賀爾蒙的化學結構，你們中醫是用甚麼方法來調經呢？」

　　記得有一次，我跟烏醫師聊到類似的問題。我舉了月經週期短、月經不規則為例，說道：「在傳統中醫的觀點裡，疾病的起因有內在與外在因素。導致任何疾病的外在因素，分成風、寒、暑、濕、燥、火等六類。宋朝的《素庵醫要》裡面提到，有一種類型的月經失調，起因於『營分受風、陰血妄動』，用當歸、芍藥、川芎、生地、續斷養陰血，黃芩、丹皮、梔子瀉

肝火，茯苓、甘草調脾氣，秦艽、薄荷祛其風，如此處置月經自調。」

　　烏醫師聽了，只覺得滿頭霧水、匪夷所思。在那個當下，我突然愣了一下，忍不住地問自己，類似「營分受風、胞宮（子宮）受寒」這樣的文字敘述，在傳統中醫典籍裡汗牛充棟，古書唸多了，我一直以為理所當然，但這樣的敘述，又有什麼科學上的依據呢？操作這樣的語言，能讓社會大眾接受嗎？

　　秦艽是我臨床上很常使用的中藥，古書上記載，秦艽能夠祛風濕、止痹痛、退虛熱、清濕熱。不單用在調整月經週期，諸如孕婦宮縮腹痛、恥骨下墜感疼痛，乃至於子宮卵巢手術後月經過多過少、月經失調等等，秦艽都在必用藥物之列。日常門診中，經常有病患在我寫完處方後問道：「醫生，我的婦科出了甚麼問題？為什麼我會這樣？」自從那天我和烏醫師聊過之後，我再也不願意跟病患說：「妳的子宮受到風寒才會有這些症狀」，但我知道該如何處方用藥可以解決病患的困擾。

　　如同我一再強調的，有關身體自主權的話題，自古以來

就是家族成員之間的政治角力，只是多加了一層偽稱醫學的包裝。「妳就是裙子穿太短，所以才會○○」，說不定這句話的背後，掩蓋的企圖是不希望女性朋友大腿被人家看光光而已，子宮受風受寒等說詞，只是拿來塘塞的藉口罷了。

傳統中醫是一門經驗醫學，風寒暑濕燥火等六淫之氣是一種抽象的概念。如果我們將許多婦科疾患具象化，認定那就是子宮受到風寒所致，不明究理地衍生其義，就會認為只要把身體包得緊緊，就可以預防子宮受到風寒。但同樣的情況我們也能舉出反證，日本女性的高校制服，即使天氣冷得要命也都不會捨棄短短的裙子。整體觀察下來，日本人並沒有因為習慣穿短裙而有更高的卵巢子宮疾患盛行率，甚至因此生不出小孩。

聽聞烏醫師的大作《無框身體》即將付梓，我心裡想，真是太好了，終於有這樣的一本書問世了。日前收到邀稿的訊息，看了書稿之後，讓我對於書本內容感到非常驚艷。如同烏醫師在序言裡提到，一切都是從一杯冰水和她不吐不快的個性開始，我也是從和烏醫師的交談中，開啟我看待傳統醫學的新思維。

無框身體

　　多年以來我一直感慨，在我們的教育系統裡，我們很擅長解答各式各樣的三角函數，但對於自己的身體，直到我唸醫學院之前，則所知甚少。這本書，從女性的生理構造開始，介紹生理期的各種知識，整理婦產科臨床常被民眾諮詢的問題，以及有關避孕、懷孕、流產等等，內容相當豐富。我個人認為，不只是成年女性、青春期少女，即使是男性讀者，也應該人手一本好好拜讀，多加瞭解您的家人與伴侶。

　　醫療的本質，既是經驗，也是文化。醫學的問題有時不是非黑即白，灰色地帶總有許多空間可以自我解讀，身體上的不適，總有程度上的差異，所謂「有是證，則用是藥」，不應該套上一個無形的枷鎖，一體適用地框住每一個獨立的個體。這些年來我和烏醫師共事的經驗，感受到她在沉穩的外表之下，有一顆柔軟的心。很榮幸可以向讀者大眾推薦烏醫師的大作《無框身體》。

杜李威中醫診所院長　杜李威

謝謝這樣一位醫師的存在

　　在知道烏烏醫師是我失散（？）多年的同屆高中同學之前，我就很喜歡看烏烏醫師的文章，原因之一是我其實是一個有點容易走火入魔的科學證據控，尤其是跟身體健康相關的知識，非常喜歡能把原理講的鉅細彌遺的專家，我總是覺得，最厲害的專家，是願意把艱澀困難的知識，轉化成民眾能了解的、有邏輯的內容，傳遞且造福給更多的人。

　　再來因為我從幾年前因選舉腰部受了傷開始行動不便，從椅子上站起來坐下都需要旁人扶助，四處求醫未見改善後，終於開始運動重訓，希望能改善核心肌群和肌肉的強度，沒想到越重訓越產生興趣，甚至出國出差也都著迷著尋找工作地附近的單次健身房，就是一定要運動。但在這中間很多龐雜的閒言閒語，一下子是月經不能過度運動（但怎麼樣算過度？），一下子說重訓拿太重會讓子宮下垂，女生要重訓除了要面對自己懶惰蟲的挑戰外，還要面對外界質疑的眼光，那些「女生不用拿這麼重吧！」、「做這麼重對以後生小孩不好。」、「女生做有氧就好幹嘛重訓。」更是阻擋女生進入重訓讓自己更強壯的門檻，而這些質疑都在烏烏醫師有邏輯也有氣力的回覆中，

無框身體

　　讓許多女生被安撫了，也更相信自己只要想做，便能夠做到。

　　身為一個多年的性別教育工作者，我自己也出了一本《好好》，是本跟女同志身體與性愛有關的書，很開心看到今天烏烏醫師也有志一同的出版了《無框身體》這本書，我相信這本書是讓許多女生能更加了解自己、也對自己真實的樣子更能接納的重要橋樑。

　　女人的生命中有種種框架，有太多人總以為自己能隨意對女人指指點點，教導我們什麼該做，什麼又不該做。我們的身體好似公共財，沒結婚之前要妳為了莫須有的未來先生著想，結婚以後要妳為了還不知道在哪裡的未來孩子著想，更別說社會上所有的一切都是非常的異性戀為中心的價值觀，多元性別、多種樣貌的女生往往被各種力道框在一個僵化的社會期待中。讓我們一起跳脫這些不經我們同意就強加在我們身上的框架，我們的身體由我們來決定，自己決定我想要什麼身材、什麼模樣、什麼運動、喜歡什麼樣的性愛、喜歡跟什麼性別做愛、想不想要小孩、想要何時有小孩、想要跟誰生小孩！

　　一起無框，一起接納最真實的自己！

彩虹平權大平台執行長　呂欣潔

—— 序 ——

一切都是從一杯冰水和我不吐不快的個性開始。

去年初，我意外看到一篇在網路上被讚爆的文章，內容提到了許多月經禁忌和養子宮的飲食，撰文的人並非專業人士，內容也錯誤百出，讓我越想越氣，於是寫了幾千字來破解各種月經迷思。沒想到那篇文章意外引起熱議，很多朋友和我表示：

「活到 35 歲我才知道月經來可以吃冰，以前真的都白忍了。」

「原來喝冰水不會讓月經變少，也不會造成不孕！」

「原來生理期來倒立不會造成巧克力囊腫，也不會不孕。」

當然，批評的聲音也有，認為我的說法太「西醫」、太偏頗，呼籲我多念書，不要出來害人，更說：以後等妳老了，或是要生小孩妳就知道了！（啊，可是我年紀不小，也沒打算生孩子了啊！）

這些攻擊，我當然不予理會，頂多翻翻白眼，但令我比較無奈的是，為什麼這些迷思總是要和不孕綁在一起呢？到底是因為以後的事情誰知道，先講先贏反正死無對證？還是大家認定女人的未來一定是媽媽，無所不用其極就是要保護子宮，即

使沒有根據？

「妳自己是婦產科醫師又早已決定不生了，當然不會有這些困擾啊！看事情的角度不同，是說妳要不要把這些東西好好整理起來，以後又有女性被質疑、被催婚催生時，就有指南拿出來反擊啦！」編輯就是編輯，我碎碎念的抱怨就可以變成書的大綱文案。

歷經一年多的時間，我整理女性身體構造、生理期的各種基本知識，蒐集了診間裡、網路上女性大大小小的迷思困惑，逐一破解回應，同時也分享了我如何面對月經帶給我的困擾、我不生小孩的關鍵是什麼、面對催生又該如何回應，最終完成了《無框身體》這本書。

我要將它獻給所有對我提出疑問的朋友，是你們的真心發問讓我換位思考，讓我能釐清大家心裡真正的擔憂和困擾，也能對症下藥、破迷思解惑。

我也要謝謝我先生在我蒐集素材、埋頭苦寫時，給予我不打擾的溫柔；編輯在我焦慮抱怨寫不下去時，冷靜的平復我的

情緒，沒有你們就不會有《無框身體》這本書的誕生。

　　以及我更要謝謝我親愛的姑姑，從小到大妳是如此無條件的愛著我、支持我，讓我懂得愛自己，勇於追求屬於身為女性和身為自己的無限可能，沒有妳就沒有今天的烏烏。

禾馨婦產科主治醫師　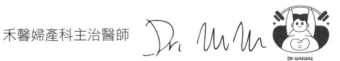

Contents

PART
1

了解妳的身體，就不會委屈自己

PART
2

妳真的懂月經嗎？

PART
3

生不生，妳是有選擇的

——— 前言 ———

　　從初經開始，賀爾蒙細緻變化讓每個女人的身體都是如此的與眾不同。而醫學的問題有時不是非黑即白，灰色地帶總是有許多空間引人遐想，為了解釋這些不同，就衍生出各式對女性身體的迷思、禁忌，甚至自我懷疑和批評。

　　外陰顏色比較黑，就是比較不檢點？比較髒？

　　月經天數比較長，是不是妳月經時亂跑亂動？

　　流產了，是不是我子宮不好？身體差？

　　經痛比別人痛，是不是因為妳偷喝冰水，止痛藥吃太多？

　　雖然這些說法都是以「我是為妳好」出發，但冷靜下來想一想，這些理論基礎不踏實又隱藏著許多不友善。也因為這些不同帶給我們許多束縛、禁忌、迷思，讓我們漸漸失去身體的掌控、自主，感覺被困在身體裡，開始懷疑甚至厭惡自己的身體。

　　妳有沒有時候也想大聲吶喊：

　　我不在乎你對我好不好，請你別來告訴我怎麼做。

　　我自己的身體、感覺、情緒我自己懂，可不可以讓我自己決定。

無框身體

　　我常想，如果要問我女人該如何愛自己？那麼我就會說：愛自己就從懂身體開始。

　　當我們了解月經週期的奧秘、賀爾蒙的波浪，就懂得靈活的運用醫療緩解疼痛、不適，就可以溫柔地找回身體主導權，勇敢地做出屬於自己的決定。

　　因此《無框身體》這本書不單純是穿著白袍的我寫給妳的科普書，不會用醫師教條式的方式告訴妳該怎麼做、怎麼選；而是用知識和我身為一個女人溫柔堅定的信念，陪妳一起打破迷思禁忌和社會眼光給妳的框架，讓妳可以自由的享受慾望、歡愉，以及身體的不完美與獨一無二。

　　大膽擁抱無框的身體，做自己，愛自己吧！
　　因為最懂妳的人就是妳自己。

PART
1

了解妳的身體，
就不會委屈自己

私密處？先了解自己的身體吧！

　　記得我還是醫學生時，看到一則讓我眼睛為之一亮卻也匪夷所思的新聞：「自畫私密處，北一女護理作業惹爭議」。

　　這則新聞內容大意是，北一女護理老師開給高一學生的家庭作業，是用鏡子觀察自己的外生殖器，依樣畫圖後交給老師。部分家長認為這個作業未免太超過、太侵犯隱私了！讓女兒很害怕，又不敢不交作業，憤而提告人本基金會。而老師則解釋，她過去曾在醫院婦產科待過，看過太多女性對自己的身體根本無知：「有女生陰道感染，醫生要她塞顆藥，結果要塞在哪裡她都不知道。」

　　身為校友的我，眼睛一亮的是，真好奇這是哪位老師，教學好創新認真，當年怎麼沒遇到。納悶的則是，真的有女生陰道、尿道分不清楚嗎？畫自己身體的一部分有必要大驚小怪地投書嗎？

　　但十幾年後，已經變成中生代婦產科醫師的我要和當年的我說：妳錯了，性教育十幾年來還是沒有進步，大部分的女生對自己的身體還是不了解。比如說，我在門診依然會遇到即使陰道感染發炎嚴重，仍不敢自己塞劑的女性，也有不敢使用棉

條的人。比如說，許多父母仍反對學校公開透明性教育，以至於許多關於女性身體的知識，不是來自網路上的道聽塗說，就是為了商業利益的行銷話術。

另外，我也觀察到一個很特殊的現象：當頭痛、胸痛時，我們通常會明確說出哪個器官不舒服，可是遇到會陰部區域的不適，卻習慣性的使用一些模糊的名詞好比「妹妹」、「下面」來帶過，就連身為醫師在衛教時，也很習慣用「私密處」這個詞來統稱女性的外生殖器、陰道開口、尿道開口及周遭的皮膚。

這一方面可能是考量到很多女性對性器官羞於啟齒，二方面是社會性教育不夠落實，有些長輩甚至還會告誡女孩「下面不可以亂摸、很丟臉」，以至於女生們對自己的身體構造不夠了解，也不確定究竟哪裡不舒服。我就遇過前來就醫的女子表明是腹痛，超音波檢查無異狀，結果再仔細詢問她才說：「啊！不是！我好像是尿尿的地方不舒服。」後來立刻安排驗尿後發現果然是泌尿道發炎，好險未因此延誤治療。

所以說，妳真的了解自己的身體了嗎？我們一步步來看。

外陰部

外陰部的主要構造是大陰唇包著小陰唇，向上延伸到恥骨下方的陰阜。和其他皮膚一樣，外陰部的顏色主要取決於基因，膚色黑的人本來就會比較黑，再來就是長時間跑步、騎車反覆摩擦，或是發炎搔抓和懷孕時雌激素上升也容易造成色素沈

澱。因此很多孕媽咪會發現不只腋下、肚皮容易色素沈澱，大陰唇的顏色也會隨著週數變深。所以小時候江湖上流傳的「外陰顏色深淺和性行為次數呈正相關，越深表示經驗越豐富」，根本是毫無根據的無稽之談。

　　不過，時至 2021 年的今天，還是有女性產品品牌，把一般正常的外陰部比喻為臭鮑魚，表示使用了他們的產品外陰部就才會變得又亮又白。先不論使用食物比喻女性外生殖器明顯有歧視和輕蔑意味，外陰部的顏色本來就因人而異，一定要用特殊產品讓她變白嗎？

　　「外陰部一定要又亮又白，才會性福。」、「女生要好好呵護私密處。」這些網路行銷術語，就好像包裹著糖衣的毒藥，美其名是要妳愛自己，但卻反而讓許多女性對自己身體更加沒自信，覺得一定要白亮才有人愛，在性行為時也會因過度在意外陰色澤，導致根本無法放鬆享受。

　　更何況，外陰的肌膚相對較脆弱，吸收是其他地方的十幾倍，隨意使用保養品不但有可能破壞原本弱酸環境導致反覆陰道炎，還有可能造成局部灼傷、發炎、過敏。我在門診就不時會遇到，因使用所謂私密處保養品導致反覆陰道發炎、搔癢的女性，通常一停用產品，症狀馬上即可獲得改善。

　　其實，外陰部的皮膚長期被衣物遮蓋，沒有受到日曬雨淋，根本就是全身最不需要抗老化、去角質或保養的一塊肌膚！

烏烏醫師來解答

Q：外陰部的毛髮要除嗎？

以現代醫學角度來看不需要，過去會有這樣的做法，主要是因為以前衛生環境較差，除掉毛髮可預防發生陰蝨的發生，但現在陰蝨幾乎已絕跡，再加上毛髮能提供肌膚一定的保護，避免摩擦，所以不一定要除。過去門診時，偶爾會遇到女性除毛後反覆毛囊炎，或是對蜜蠟除毛產品過敏的案例，所以我建議若是為了外觀清爽要除毛，應該諮詢皮膚科後，採用雷射除毛，較為安全衛生。

Q：外陰部的氣味會被飲食影響？

很多人很在意外陰部的氣味，甚至因此影響自信心，覺得自己身體出狀況，有些人還可能過度解釋成氣味會影響性生活。

其實，直白一點說，外陰部包著尿道又靠近肛門，怎麼可能是香的？而每個人各自的體味會受到飲食習慣所影響，外陰的氣息也是一樣。好比洋蔥、大蒜、蘆筍、咖哩和紅肉中的化學物質，都會影響陰道分泌物、汗水和尿液的氣味，因此食用後，外陰部氣味可能會較濃烈，不過隨時間過去、多喝水，代謝後氣味就會消失，不會影響健康。

陰道

撥開大小陰唇，就是女人既神秘又神聖的陰道。

陰道，應該是全宇宙最具生命力的通道，不只是滋養胚胎的血液、人類另一半的 DNA、2-3 公斤的胎兒和無數億萬的細胞或大或小由此通過，性行為的歡愉、高潮時升天般的收縮、生產時的輾壓也都在此產生。她帶給我們數不清的七情六慾、喜怒哀樂。

成為產科醫師接生無數新生兒後，我更是驚嘆陰道超強的修復能力和極高的彈性、延展性，可以讓 10 公分的胎頭通過，即使生產時撕裂傷嚴重，造成組織脆爛，但縫合後隔天幾乎看不到裡面的傷口，滿月後就能恢復到原本的彈性。而且陰道內建設定非常溫柔，內 3 分之 2 完全沒有感覺神經分佈，我常在想如果這個設計沒有這麼符合人性，那生產的痛可能又要多上好幾倍。

雖然陰道是如此神奇，但在各種文化裡卻常被拿來作為羞辱女性的詞彙，而陰道的各種問題也彷彿只能隱晦，不能隨便談論。舊時代也總採取恐嚇式教育女孩們，不可以亂摸「下面」以免處女膜破掉，或是要把腿夾緊保護好「妹妹」才不會以後嫁不出去，以至於很多女生不敢用手指碰觸陰道，更遑論使用棉條或塞劑。我在門診甚至也遇過有人摸到陰道內壁正常的皺褶，慌張不已，以為自己長了什麼怪東西。

處女膜

在此要特別再澄清一次，處女膜根本不是一層膜，也和是不是處女無關。處女膜是陰道開口一圈黏膜組織，形狀有點像皇冠、戒指，並非很多人想像中的完整一層膜，不然經血怎麼流出來呢？一般來說，初次性行為陰莖進入時，處女膜六點鐘方向的粘膜組織就會產生撕裂，因此很多人第一次性行為會有疼痛感，但並非每個人都會出血。根據瑞典性教育協會統計，初次性行為約只有一半的女性因陰道口撕裂產生出血，那是因為每個人的組織彈性、血管分佈與開口大小都大不相同，如果組織撕裂處剛好沒有豐富的血管分佈，那出血量就相對少甚至沒有。而且，不僅是性行為進入，自慰、醫療行為、激烈運動、外傷都有可能產生撕裂傷。

反過來說，也不是第一次性行為才會出血，許多女性會發現前幾次、隔太久後首次、更換伴侶的第一次都可能會有鮮紅色出血，不過一般來說，這樣的出血頂多維持數小時，量也不會超過 50c.c.。

部分伊斯蘭教國家性平觀念不足，極度重視女性守貞，初夜若沒見紅不但有可能惹來殺身之禍，還有可能被退婚，因此過去許多女性會尋求處女膜再造手術，就是為了在新婚之夜驗證自己的「清白」。這種為了滿足傳統文化守貞觀念的手術，不僅充滿荒謬和歧視感，女性還得承受麻醉、傷口感染的風險，性行為時也會因陰道口重新縫合，產生更大的疼痛感和撕裂

傷，完全不符合醫學倫理，因此美國婦產科醫學會也發出警訊，強烈不建議此類手術。

雖然在台灣並不常見這種狀況，但「保護好下面」、「守貞」等觀念仍像空氣中懸浮的 PM2.5 揮之不去，偶爾就讓妳渾身不對勁。以至於即使陰道發炎使用陰道塞劑效果最好，在門診還仍會出現不敢塞藥、分不清楚陰道口在哪，要求改用口服藥物治療的女性。

而且每當我建議門診中反覆黴菌感染的女性可改用衛生棉條、減低潮濕悶熱時，也總會有人反應「蛤！我不敢使用」、「我媽說那個是隨便的女生在用的」，看著她們被衛生棉墊悶出濕疹的外陰，深感無奈，又心疼。

其實，我也不是從青春期就開始使用棉條。20 幾年前的生理用品選擇種類很侷限，走進大賣場、藥妝店，也只有衛生棉有翅膀沒翅膀、加長輕薄這些選擇，還記得第一次看到棉條是在 20 歲跟團旅行時，在歐洲的廁所一群新婚的姊姊拿出來討論，當時我很好奇地問：「這好用嗎！我看這裡超市都賣棉條」，其中一個人曖昧的笑說：「這個結了婚才能用，妳以後就知道了！」

當下我的小劇場簡直充滿無限多個問號：「是說沒有性經驗就不能用嗎？」、「棉條看起來很細啊！哪會傷到而流血？」、「結婚和有沒有性經驗有關聯？」不過礙於年紀小，對方又是大姊姊，我只有客氣的應付她一下。只不過，回國後我也沒有考慮開始使用棉條，單純覺得衛生棉用習慣了，沒必

要沒事找事，特別去更換。直到住院醫師時，某次為了出國泡溫泉調經失敗（是的，調經不一定會成功，專業人士也一樣），想說那就試試看棉條好了，結果一試成主顧，只能說相見恨晚。因為我再也不會因經血黏在陰毛上倍感黏膩，動作再大也不怕側漏，生理期來時也能游泳，長跑再也不會衛生棉燒襠！

　　仔細回想，過去我可能是心理畏懼，覺得會痛才沒使用。但其實陰道內壁並沒有感覺神經，只要正確使用根本完全沒異物感，只是自己嚇自己。不過，棉條新手需注意，因陰道角度關係，置放棉條時須採坐姿，才不會卡在門口進不去。同時也要避免因太無感而忘記更換，或是因放置過久產生感染，甚至引發休克。

烏烏醫師來解答

Q：性行為後出血，怎麼辦？

性行為後，除了陰道口的撕裂傷以外，還可能因陰莖碰撞子宮頸產生摩擦出血，如果反覆發生，建議就醫內診確定是否是子宮頸瘜肉、糜爛，或是單純微血管破裂。另外，有過性經驗後不分年齡會建議每年做子宮頸抹片、3 年做一次人類乳突病毒檢驗。

Q：沒有性經驗可以使用陰道塞劑、衛生棉條和內診嗎？

可以使用塞劑，也可以用棉條。這些產品尺寸相對男性生殖器較細、材質也比較軟，不太會造成撕裂傷。反倒是要注意內診，因為需要看清楚，所以得使用擴陰器撐開檢查，較容易產生撕裂，因此如有必要，沒有性經驗者內診前須和醫師討論。

子宮和子宮頸

　　陰道平均的長度是 7 公分，最深處就是子宮頸。如果說陰道是人體奇幻通道，子宮頸就是最厲害的那道門，讓經血流出、精液流入。同時幫我們擋住外界無數細菌，因此除非免疫力下降或菌落改變，一般陰道內的病菌並不會隨著陰道進入子宮蔓延至骨盆腔，導致骨盆腔發炎。懷孕時胎兒變大變重，也是靠子宮頸關緊來承受重力，避免早產。

　　子宮頸的上方就是子宮。子宮是一個中空具有後壁的肌肉器官，子宮是女性全身最厲害、最能屈能伸的一塊肌肉，懷孕前她像拳頭一般大，懷孕後漸漸撐大能裝下一個甚至兩個 3 公斤的胎兒。子宮內壁的子宮內膜充滿了許多微血管，一旦受孕成功，這些血管會提供胚胎茁壯的養分。反之，則會隨著體內賀爾蒙的驟降，內膜隨著血管一起剝落成為經血。

　　那麼，到底在江湖傳言中，這些滋養孕育新生命的血液，怎麼會被曲解成髒血、污穢物呢？我想除了對女性生理、身體認識不足以外，或多或少隱含著對女性的歧視吧！

　　月經來時我們之所以不會血流不止，除了靠本身的凝血功能外，還會藉由子宮收縮的力量一方面壓迫止血，二方面促使經血排出。因此當子宮收縮較差時生理期會拖得比較長，量也可能會比較多，只要不是多到貧血，這樣的差異並不會影響健康。當然，經血也絕對不是排越多對身體越好，畢竟多出的血，就是血，既不是什麼毒素，也不是什麼代謝後的廢棄物。

卵巢

　　靠著韌帶連接，子宮的兩旁有兩顆草莓般大小的卵巢，是女性重要的內分泌器官，製造女性賀爾蒙。之所以會有規律月經，也是因為每個月有一個卵子成熟，破殼而出，敏感的人此時會有微微刺痛感，也就是所謂「排卵痛」。

　　卵巢可以啟動一系列的賀爾蒙變化，幫我們身體打著節拍。她會在妳壓力大、飲食失調、作息混亂時，和妳鬧脾氣，導致月經失調。在妳產後哺乳時，她也可能會喘口氣休一個不定時的長假，接著再無預警的開工。辛勞工作 3、40 年後，她會逐漸功成身退，不再排出卵子，帶領我們進入更年期。

　　看完以上，相信妳更能先認識自己的身體，對於接下來要破解各種跟身體相關的困擾、迷思與限制，相對就會比較容易，如有相關疾病也可以得到相應的治療與幫助。

子宮比妳想像中更強壯

　　從上一篇談到的子宮繼續延續，身為女性常常會聽到許多這樣的疑慮或是評論：「妳這樣會不會傷子宮？」、「這樣對子宮好嗎？」

　　就連我也常被各大媒體採訪，希望針對現代女性如何保養子宮，給一些意見。我常因此感嘆為什麼大家總認定子宮很脆弱，到底是基於保護的心態？還是認為生育是女人該盡的義務跟重要使命，因此子宮就是最重要的器官，不管有沒有道理，都非得好好呵護，甚至給予一堆限制不可？

　　而且，這些保護子宮的說詞通常用「我是為妳好」的角度來包裝，踩在先講先贏的立場，給予女性身體的限制又都跟生育牢牢綁架在一起，總是用「以後」不好懷孕作為殺手鐧，問題是以後的事情怎麼去追溯驗證，講錯了也無從得知。導致很多女生雖然半信半疑，也只好勉強自己遵守，深怕萬一被說中，懷孕不順利會被責怪。但是懷孕又不是一個人的事情，變數那麼多，不孕的理由也不是只有女方！

　　但其實，子宮遠比妳想得強壯，其位置處於骨盆深處，富有彈性，是全身最不容易受傷的器官。每每各種重大交通意外，傷者還比較常發生脾臟破裂、肝臟破裂的狀況，很少聽聞子宮破裂，就是這個原因。

有一種冷叫做子宮冷？

　　不過，在傳統醫療中很常強調「冰、冷、寒」對子宮是很大的傷害。比如說，下腹保暖做不好小腹容易大、子宮容易老，一旦子宮冷到了不僅會經痛以後更是容易不孕。所以各種冰飲、吹風、寒性食物都是大忌，甚至認為女性穿露肚的服飾會傷到子宮以後不好懷孕，孕婦吃冰淇淋、生理期來喝冰水更是大逆不道，天理不容！

　　其實，人是恆溫動物，除非極端氣候又沒有足夠防護才有可能凍傷。就算吃下很冰的食物，腹部受寒，也僅是局部降溫或肌肉抽痛，根本無法改變我們的核心溫度，何來宮寒之有？不過也有人說那是西醫不懂傳統醫療，宮寒並非體溫，是一種無法測量的「概念」，表示人的氣血循環並非數據。那我就要反問了，既然和溫度無關，那各種禁忌為何又和萬物的溫度綁在一起？

　　我想說的是，子宮就像身體其他器官一樣，健康生活就是最好的保養，沒有什麼特殊祕訣。要改善下半身的血液循環，

最好的方式就是遠離坐式生活、規律運動！靠吃喝溫補、用暖暖包頂多瞬間有熱熱的感覺，哪有什麼促進循環的功效。

子宮下垂才不是子宮弱

除此之外，只要每次提到女性重訓，子宮下垂受損的議題往往就又會浮上檯面。

「女生就是不該拿重物，子宮會下垂。」、「好不容易不用下田了，女生還去深蹲，不怕子宮壞掉？」、「她現在練成這樣，以後老了就會知道。」……這些說詞讓深蹲、拿重物、做重訓成了子宮下垂的代罪羔羊，子宮成了阻擋女性運動的一個「坎」。其實子宮下垂的關鍵根本不是子宮弱，也非腹部出力傷到子宮，而是骨盆底肌鬆弛。

● 骨盆底肌群示意圖 ●

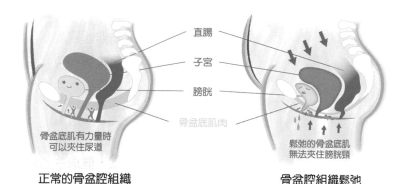

直腸
子宮
膀胱
骨盆底肌肉

骨盆底肌有力量時
可以夾住尿道

鬆弛的骨盆底肌
無法夾住膀胱頸

正常的骨盆腔組織　　　　**骨盆腔組織鬆弛**

骨盆底肌是骨盆最底部的支撐，由好幾條肌肉組成從恥骨延伸到尾底骨，像吊床一樣撐住膀胱、子宮、直腸，避免器官脫垂、漏尿，同時穩定骨盆。懷孕時，隨著胎兒重量增加，骨盆底肌群會承受越來越大的壓力，使得肌肉就像長時間被撐開的橡皮筋般逐漸彈性疲乏，無法再有效抵抗腹內壓力。因此懷孕次數越多，日後子宮脫垂風險就會越高，和有沒有拿重物或是重訓無關。

這邊特別想提一下，傳統坐月子總建議產婦多躺多休息和綁肚子，其實反而會因為血液循環差影響肌肉癒合，且肚子綁起來會增加腹內壓力影響，不僅對瘦身無效，反而會導致壓力往骨盆底集中，越綁子宮越容易下垂。

由於子宮下垂問題相對私密，很多女性難以啟齒也不敢就醫，原因或許是以為這是產後正常現象，社會也普遍認定，所有女性身體不適都是月子沒做好所造成。加上如果骨盆底肌已經鬆弛無力，蹲下、拿重物這些肚子會出力的動作本來就會瞬間讓脫垂變嚴重，在不了解運動科學的並一味遵守傳統習俗的狀況下，大家才一股腦地把子宮下垂的原因全歸咎於「女生拿重物」或是「蹲太低」，但追根究底，子宮脫垂的關鍵還是懷孕造成骨盆底肌鬆弛，並非妳做了什麼、搬了多重的東西。

言歸正傳，我們不可能為了預防子宮下垂就大聲呼籲女性不要生育了，但至少不該再拿子宮下垂為理由恐嚇女性不能重

訓，反而是該從備孕前就開始呼籲女性訓練骨盆底肌，除了凱格爾運動以外，搭配腹式呼吸的自由重量（例如深蹲、硬舉、臀推）。至於已經發生子宮下垂的女性，只要調整動作、降低重量，仍然可以訓練，要保護子宮就從備孕前開始訓練吧！

烏烏醫師來解答

Q：凱格爾運動怎麼做？

　　和所有肌力訓練相同，訓練骨盆底肌群最重要的就是姿勢正確，才能讓主要訓練肌群有感！ 但凱格爾運動和其他肌力訓練的大不同在於，這是一項「隱形」的運動，很難能有教練可直接指導妳正確的姿勢，這塊肌肉又是如此的神秘特別，不會有一般訓練後的痠痛感，所以較難掌握到肌肉感受度。

　　首先，妳要找到它。最常被提到的方式就是「尿液中斷法」，在解尿時，嘗試收縮骨盆底肌群，使尿液強迫中斷，再繼續解尿，收縮用力時妳可以將手掌放在肚子上提醒自己腹肌不要用力，盡量用一股深層的力量發力，當妳發現尿液已經可以收放自如時，那就是使用到對的肌肉。不過，不建議持續使用尿液中斷法訓練，因為這會增加尿道感染的風險，執行前也請將妳的膀胱排空。另一種方式則是「手指探測法」，以半躺的姿勢將手指伸入陰道中段，收縮並感受手指被夾緊的感覺。

　　當妳掌握到骨盆底肌群在哪裡後，就可以開始操練基本功。從「Hold 夾」5 秒、休息 10 秒開始，延長到 Hold 夾 10 秒、休息 20 秒，每天可以分次或一次鍛鍊，累積鍛鍊共 5 分鐘。熟悉凱格爾運動後，就即可進階到變化式。人體的肌肉分成快肌、慢肌，分別掌握爆發力和肌耐力，骨盆底肌群也不例外，

進階訓練可用力「長夾」該肌群，搭配 2 秒收、4 秒放的快速收縮，快慢交替的訓練能更全面提升肌力。姿勢也可以多加變化，除了一開始躺著做，通勤時妳可站著做，看電視或餵奶時可以半坐臥著做，在辦公時也可以坐著做，或是在產球上執行。請記得，操作時隨時注意保持呼吸，屁股和大腿放輕鬆不要出力。

　　除了自己揣摩練習外，妳的伴侶就是教練本人，運用在日常性行為中，如果妳收縮骨盆底肌群，妳的伴侶應該會感受到性器官被「夾」住了，這時候就表示妳使用到正確的肌群。市面上其實也有凱格爾運動的輔助器，連接到 App 可即時監控訓練成效，可以自行評估是否需要使用。

　　統計上，骨盆底肌群的訓練需要 8 週效果才會顯著，大部分的狀況不是妳做錯了，也不是凱格爾運動沒有效，而是妳做得不夠久。凱格爾運動沒有禁忌，且不受場地限制，不被氣候影響。還沒懷孕時訓練，肌肉最有感，做起來最到位；懷孕時訓練，預防產後漏尿、改善下墜感，幫助生產更順利，且產後傷口不痛就可以馬上練；封肚後訓練，則能預防子宮脫垂！

關於子宮肌瘤，妳需要知道的是⋯⋯

或許是「病從口入」、「食療食補」的觀念深植我們文化中，當某種疾病被診斷時，不論大小，病人總免不了慌張詢問，是不是自己吃錯了什麼東西？以後是否有什麼東西不能再吃？每次遇到這類問題，我總是會語塞，因為除了特定致癌食物，好比檳榔易導致口腔癌、個人性的過敏食材外，光吃某種食物就會得到特定疾病實在太不合理。

在眾多類似問題中，其中有一題是婦產科醫師的必考題：「我子宮有長肌瘤，以後是否該減少豆類食品的攝取、早餐也不能喝豆漿了？」

雖然我總斬釘截鐵地回答：「放心喝啦！根本無關～」大部分的病人仍是半信半疑，不置可否。

子宮肌瘤並不是吃出來的！

肌瘤是女性最常見的良性腫瘤，發生率從 30 歲的 20% 逐年提升到 50 歲的 80%。發生的主因是子宮肌肉細胞發生基因變異，因肌瘤本身會受體內賀爾蒙刺激，而隨著每次月經來體

內雌激素的刺激，肌瘤就有可能變大，最明顯的例子是，懷孕時雌激素濃度相對很高，肌瘤會跟著胎兒一起長大，直到產後又慢慢縮小。一般來說，肌瘤在更年期也會慢慢變小。

不過就是因為醫學上除了吃賀爾蒙藥物，根本沒有方法預防肌瘤長大，在沒有統一說法下，各種關於肌瘤的偏方、菜單、禁忌就如雨後春筍般出現在各大報章雜誌、媒體，而且為了搶流量、聚焦，甚至是賺錢，這些說法往往也會推陳出新、變化多端，讓有長肌瘤的女性更是無所適從！

我還是要重申一次，食物不是藥也不是毒，子宮肌瘤絕對不是「食物」吃出來的啊！但為何在眾多食材中，大豆最常被污名化呢？

先來說說大豆異黃酮，它是種更年期保健食品，因結構類似身體的雌激素，可稍稍緩解更年期盜汗、熱潮紅等症狀。但它畢竟是食品不是藥物，也不是真正的雌激素，對於預防更年期後的骨鬆、心血管疾病並無療效。所以反過來講，也不會刺激子宮肌瘤長大。

而大豆只是食物，連保健食品都不算，要提煉成大豆異黃酮尚需要生物製程技術用數字說話，若想用大豆緩解更年期症狀，那需要每天吃進 4 公斤大豆，這在現實上根本就不可能。

雖然我們已可從學理和數字得知豆漿、大豆和肌瘤並無關聯，但不少醫藥新聞中，若提到肌瘤，媒體還是慣用「愛喝豆漿吃豆製品恐長肌瘤」、「日喝 3000c.c 豆漿，女竟長肌瘤不孕」等標題。我認為原因不外乎是，當標題有「食物名稱」時，

搜尋點閱率較高，再來就是反正這些都是暗示性字句，根本沒有法律責任，當然寫得越離奇越驚悚越好。

簡單來說，新聞標題只說「恐」長，有肌瘤的女生是「愛」喝，並不是說喝豆漿會長肌瘤，藉此規避查證的責任。更糟糕的是，這類新聞的受訪醫師通常也會配合演出，甚至加油添醋。雖說新聞的初衷是在衛教病人不管哪種食物適量即可、不要過量，但在這個資訊爆炸講求快速年代，最終就會被大眾簡化成「喝豆漿會長肌瘤」的結論。當迷思晉級成大多數人的信念，就會被一而再強化。

或許有人會認為，不過就是豆漿、大豆啊，也不是什麼非吃不可的食物，何不乾脆寧可信其有，有肌瘤的人就少碰？姑且不論大豆富含優質蛋白質，對於不喜歡肉類或吃素的朋友是不可或缺的營養來源，我認為這種不科學、模稜兩可的說法和態度長期綁架了許多女性朋友，似乎吃了什麼食物就可能會造成婦科問題，深怕吃錯了食物會傷子宮，影響生育功能，在日常生活中增添許多不必要的煩惱，甚至在面臨不孕或肌瘤需要手術時，還被無端責怪是不是吃錯什麼才導致這樣的結果！

子宮肌瘤迷思，膠原蛋白也參一咖？

除了大豆相關製品，也很多人會問：「聽說有子宮肌瘤不能亂補，尤其是不能吃膠原蛋白會把肌瘤越養越大，真的嗎？」

老實說，我心中都會先碎念一句：「不管有沒有肌瘤都不

該亂補啊！膠原蛋白用吃的哪有效。」

　　膠原蛋白是人體結締組織中重要的蛋白質，可使肌膚保持彈性、減少皺紋，只要正常飲食，人體即可有充足的氨基酸當原料自行合成，不需要額外補充。只不過隨著年紀增加，皮膚組織膠原蛋白的合成跟不上流失，才會形成皺紋、臉頰下垂，甚至我也觀察到高齡孕婦腹直肌分離的風險也較高。但需要釐清的是，合成速度變慢絕非原料不足，而是製造膠原蛋白的細胞老化，因此這時候吃再多蛋白質也無法加速膠原蛋白的形成，就好像工廠機器老舊了，效率變差，就算給他再多原料也生不出更多產品了！

　　那如果直接吃合成的膠原蛋白呢？是不是就直接可以補充？乍聽之下好像很有道理，可是不管你吃下去是多高級、多細緻、吸收多好、分子多小的的膠原蛋白，還是會通過胃酸分解成胺基酸，身體才可以容易吸收，之後人體才會依各組織成分的需要去補充，所以才會有與其吃膠原蛋白不如吃豬皮划算的說法！就連食藥署也曾公告不管是吃的、擦的膠原蛋白都無效。

　　不過即使官方和科學都認證它無效，還是許多人認定口服膠原蛋白是養顏美容的聖品，除了因為有明星網美代言和天花亂墜的廣告詞，還有網路上或是身邊真的有不少女性現身說法，宣稱吃了皮膚變滑變亮，很有感。也難怪醫師營養師都說破嘴「膠原蛋白無效」，它依然暢銷熱賣！

　　說實話，我真的很納悶，原理上無效的東西，結果吃了有效，豈不是很可怕？讓人不禁懷疑它到底加了什麼？真的只有膠原蛋白嗎？

　　事實上，我和我的同事都曾在門診遇過吃了膠原蛋白後，月經混亂、經血量變多、肌瘤快速長大的女性，甚至也曾遇過更年期的阿姨吃了反而發生停經後不正常出血，對照皮膚變好、精神變佳的這些線索，讓人強烈懷疑這根本就是加了雌激素啊！

　　因為雌激素是活力青春賀爾蒙，很多女性會發現月經結束皮膚漸漸變得光滑、青春痘改善、精神狀況好，就是因為此時雌激素濃度較高。相反的，月經前、產後和更年期，之所以會情緒低落、皮膚狀況變差、免疫力下降、注意力不集中，也都和雌激素濃度下降有關。

　　不過，雌激素當然不是越多越好，如果長期單獨補充沒有搭配黃體素，也沒有計算劑量，輕則可能會導致排卵混亂、月經失調，嚴重的會造成肌瘤快速增大，甚至提高乳癌、子宮內膜癌風險，真是不可不慎！

　　因此不管是口服避孕藥、更年期後補充賀爾蒙，為了避免增加子宮內膜癌症風險，雌激素都得搭配黃體素一起使用，且要經過嚴謹的科學研究評估風險，一旦有任何疑慮，全球都會下架，當然相對安全。

　　也有人會說，但這些產品都有清楚的標示成分，上面明明沒有含雌激素？其實是因為食藥署針對這類非膠囊、非錠劑的

保健食品管理相對寬鬆，審查標準和一般食品相同。也就是說如果膠原蛋白是粉狀，他的審查標準就和醬瓜、奶粉相同，相關單位都是採抽審，根本不會逐一檢驗成分是否和標示相符。假設廠商真的昧著良心為了效果添加雌激素，除非有人自掏腰包把產品送檢，民眾根本防不勝防。我也承認當我在門診當發現有女性吃出問題時，業務繁忙下目前為止我也只能勸她立刻停用，沒有花心力追查檢舉。

　　因此我常無奈也鄉愿的認為，醫師苦無證據又無法自己當偵探，只能教育民眾不管有沒有肌瘤，在科學證據不足下，各種保健食品能不吃就不要吃，肌瘤長大事小，增加癌症風險事大！

　　最後我還是要強調，食物不是藥也不是毒，子宮肌瘤絕對不是吃一般食物吃出來的。但對於來路不明、療效誇大的各種保健食品，我們還是要提高警覺，畢竟肌瘤真的有可能越補越大啊！

烏烏醫師來解答

Q：肌瘤會造成不孕嗎？

很多女性一聽到自己有肌瘤，常常會擔心影響子宮功能，擔心日後會不孕。但其實肌瘤會不會影響生育，還是要視位置而定。若是長在子宮腔內的子宮粘膜下肌瘤，或肌瘤長在子宮肌肉層但往內有壓到子宮腔，就有可能影響胚胎著床。不過也不用過度擔心，這種狀況通常藉由手術切除後即可順利懷孕，不會影響子宮的生育功能。

Q：每次運動後，經血就爆量，是不是氣血太旺讓肌瘤變嚴重？

不是。經血主要是來自子宮內膜和供應內膜血管的剝落，靠著前列腺素刺激子宮收縮，幫助經血排出，也藉由收縮的力道達到止血的功能。

不過，子宮內若長了肌瘤，因肌瘤的質地較原本的子宮肌肉層硬，月經來時，會使子宮的收縮變慢，排出所需的時間也拖得較長。而運動則會促進子宮收縮，有時候會將原本排出緩慢的經血順勢一次排出，才會造成運動後，感覺排出的血塊變多了。其實，這並不是運動引發體內大出血導致。

不過，如果肌瘤位置靠近子宮內膜，因為肌瘤會把子宮內膜的總面積撐大，使剝落的內膜和破裂的血管變得更多，經血總量就會比較多。如果經血量過多，甚至已被診斷貧血，在經期就不適合太喘、太疲勞的運動，例如間歇式訓練、長跑、拚大重量的重訓，避免頭昏、暈倒，導致運動傷害。

Q：肌瘤一定得開刀嗎？

當然不一定，要看症狀是否影響生活和健康而定。一般來說，七成以上的女性都可以和肌瘤和平共處。肌瘤會需要開刀通常是以下這些狀況：影響收縮導致經血量過大、貧血，造成生活上的困擾，或是壓迫內膜影響胚胎著床、壓到膀胱導致頻尿反覆，或是追蹤過程中，肌瘤快速變大懷疑有惡性病變的可能。

尿道炎 VS. 陰道炎，
常見私密處困擾大破解

　　私密處最常見的感染就是尿道炎和陰道炎這兩種。尿道發炎時主要症狀是頻尿、解尿疼痛、尿道口搔癢、血尿，嚴重時若引發膀胱炎則會導致下腹痠脹疼痛。而陰道炎的症狀則是陰道分泌物多、搔癢、有異味。

● 常見私密處發炎比較圖 ●

尿道炎	V.S.	陰道炎
常見為大腸桿菌感染		主要分細菌、黴菌、滴蟲感染
● 尿尿會痛　● 尿尿有血　● 腹部痛		● 是否搔癢　● 有分泌物　● 異味

常見感染原因
清潔方式錯誤（尿道短，離肛門近）
憋尿（膀胱積尿容易滋生細菌）
常用抗生素（無法維持好菌叢）

常見感染原因
衣褲不透氣（悶濕熱）
常用陰道鹽洗液（好菌叢消失）
常用抗生素（無法維持好菌叢）

　　雖然症狀大不同，但因這兩個開口距離很近，又常常一起感染，因此醫師很難藉著單純問診來區分感染源，所以雖然常被嫌麻煩，我還是認為應該透過內診檢查、驗尿來確保診斷正確。

　　接下來，就分別說明遇到這兩種困擾發生的原因和處理方式。

尿道炎最好的預防方式就是多喝水！

　　女性因為尿道比較短、離肛門口較近，又多了陰道一個開口，所以特別容易引發泌尿道感染。因為不管是陰道和肛門，常態上都有細菌分佈，當性行為後或大小便擦拭肛門方向錯誤時，就很容易將細菌帶到尿道口。若又同時有憋尿習慣，「尿液滯留」會讓細菌更容易繁殖滋生，引發產生泌尿道發炎、膀胱炎或甚至沿著輸尿管往上造成腎臟發炎。所以說，有些在備孕的女性，性行為後刻意長時間躺著不敢起身上廁所，其實這個方式不會增加受孕率，只會增加泌尿道感染機會。

　　很多人發現，發生過一次尿道炎，就容易反覆發作，尤其只要長時間憋尿，馬上就會解尿疼痛、血尿，往往會需要頻繁地服用抗生素來治療。這是因為一旦因感染引起發炎反應，就會破壞泌尿道的上皮細胞，讓細菌更容易附著在尿路系統。

　　容易反覆發作的女性，除了確實吃完醫師開的抗生素殺死細菌外，平時也應該盡量不讓細菌黏著在泌尿道，才是治本之

道。而要預防泌尿道感染，最好的方式就是多喝水、不憋尿，利用頻繁排尿讓尿液沖走細菌。若是在感染期間，服用抗生素時，更要大量喝水才能讓藥物發揮最大效果。

　　過去大家耳熟能詳的蔓越莓萃取物之所以被認為可改善泌尿道問題，第一個原因是有少部分研究指出它內含的原花青素結構剛好可阻止大腸桿菌附著在泌尿道上，但蔓越莓的品種很多，不同品種的原青花素結構排列差異極大，這也就是為什麼不是所有人吃任何牌子都有效的原因。

　　第二個原因是，蔓越莓可產生馬尿酸讓尿液變酸，酸性環境就不利於細菌孳生，不過須特別注意的是，市售的蔓越莓汁往往含糖量過高，無法產生大量馬尿酸，效果也有限。

　　至於最近常被問到的甘露醣，則是因它本身的結構可阻擋大腸桿菌纖毛附著在泌尿道粘膜上，如果在顯微鏡下觀察，就好像幫「大腸桿菌的纖毛戴上滑溜的手套」，讓細菌更容易被尿液沖走，降低感染機率。部分新的研究甚至指出，針對一般泌尿道感染，甘露醣改善泌尿道感染的效果和抗生素類似，因此 2017 德國泌尿科學會就建議反覆感染的人用甘露醣來作為日常預防保養。

　　不過我還是要特別提醒，這些研究的人數大約都只有數百人，因此甘露醣仍被定義為食品，不能取代抗生素之使用。

　　另外，也有人會使用含樺樹葉萃取物的食品（歐盟使用數

十年以上的傳統草藥），這種成份有利尿功能，跟咖啡、茶類似，可增加排尿量減緩感染不適。

甘露糖作用圖

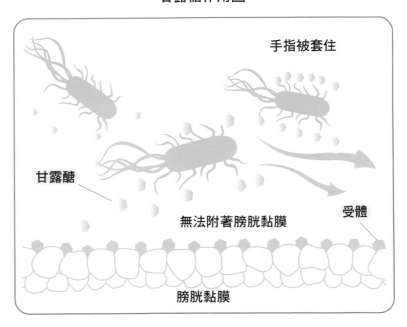

手指被套住

甘露醣

無法附著膀胱黏膜

受體

膀胱黏膜

「太認真清潔」反而造成陰道炎

有些人會發現，泌尿道發炎後，陰道也常常跟著分泌物變多、搔癢，這一方面可能是身體免疫力下降導致，另一個主因則是吃抗生素時，身體本身的菌落改變──細菌死了，黴菌就

開始作怪。

不過，在門診最常見的陰道發炎，反而是清潔「做太好」，並不是大家想像中的衛生習慣或清潔沒做好。我在診間時不時就聽聞女性抱怨陰道乾癢、疼痛，又常常黴菌感染，上了內診檯發現外陰部和陰道壁的肌膚都變得紅腫、脆弱，一問之下才發現，她們大多認定陰道分泌物很髒，應該洗得越乾淨越好，不能有一點點分泌物和特殊氣味，所以洗澡時會用清潔用品反覆搓洗外陰部外，也會固定購買各式陰道灌洗液沖洗陰道，其實就是洗過頭了！

● 不同感染源的陰道炎 ●

	細菌性	黴菌性	滴蟲
味道	有	較無	有
顏色	白色或黃色偏水狀	白色豆腐渣般黏稠	黃或黃綠色
搔癢	會	會	會
機率	最常見	次常見	較低
原因	好菌叢消失，如：常用抗生素或陰道灌洗液。	好菌叢消失，悶濕熱的天氣和穿著讓黴菌易孳生。	大部分為不安全性傳染。

在正常情況下，陰道本來就會有分泌物，功能是平衡陰道酸鹼值，在性行為時作為潤滑，降低摩擦力避免微小撕裂傷。受到雌激素起伏影響，陰道分泌物在排卵期時會增加，且常呈

現黏稠、蛋清狀；孕期則會變成淡黃色，甚至水狀，常常和早期破水混淆；到了產後和更年期，陰道的分泌物則會慢慢減少，因此很多女性會發現在這時候陰道較為乾澀，性行為時容易疼痛。

既然是正常的分泌物，那就根本不需要反覆清潔，因為過度清洗不但會破壞陰道原本弱酸的環境，更容易滋生細菌，也會將陰部原有的皮脂保護膜洗去，導致肌膚容易敏感或乾澀。

所以，要預防陰道感染，首先就是避免過度清潔，使用清水沖洗即可。第二就是要保持透氣通風，比如受賀爾蒙起伏影響，排卵期、懷孕分泌物的量會變多，有人會使用衛生棉墊，但可能因潮濕不透氣反而增加黴菌感染的機會。我會建議分泌物多時，可改穿免洗內褲，避免潮濕悶熱。

至於有很多人會食用乳酸菌，也就是對健康有助益的益生菌，來維持陰道弱酸的環境，但我認為乳酸菌的菌種五花八門，背後研究設計和成果也不盡相同，只能當作輔助並不能取代各式抗黴菌、細菌的陰道塞劑。

雖然陰道、泌尿道感染原因與預防方式不盡相同，但有個保養原則一體通用，就是：與其使用外陰部的各種外用保養，或者標示著呵護私密處、私密好朋友的保健食品，不如做好體內保養，例如睡眠充足、均衡飲食、避免發炎食物（油炸、甜食）、多運動來增加免疫力。

　　一旦有症狀，例如分泌物真的出現異味、結塊、造成搔癢時，也不要羞於看診說清楚症狀，即時找醫師對症下藥吧！真的反覆感染的族群才需要考慮在改善日常作息之餘，食用相關保健食品，但還是要記住保健食品不能取代藥，效果不彰就果決停用不須執著。

解密巧克力囊腫

　　巧克力囊腫是所有婦科疾病中，我認為最棘手、最難處理的問題。因為雖是良性疾病，但復發率堪比惡性腫瘤，引起的經痛難以用一般止痛藥控制，現代醫學對於發生原因、預防方式又還沒共識，先開刀好還是先懷孕也尚無定論。

　　也正是因為它的高度不確定性，坊間總是流傳著許多預防巧克力囊腫的說法。甚至有些女性被西醫診斷出巧克力囊腫後，還被部分中醫師診斷為經期沒保養好才會如此，諸如經期時吃冰、吃辣、拿重物、倒立、性行為、腹部受寒，基本上「傳統」觀念認定對女生不好的行為，都曾被認定是導致巧克力囊腫的兇手。導致許多女性在月經來總是戰戰兢兢，深怕吃錯東西，讓自己的囊腫越長越大，更在生理疾病外，埋下揮之不去的陰影。

　　姑且不論這些說法沒有任何研究數據當基礎，經期百無禁忌的歐美日韓女性，也不見巧克力囊腫發生率較高。最令我百思不得其解的是，婦科超音波才是診斷巧克力囊腫的黃金指標，單靠著望聞問切、把脈根本無從診斷。如果一門學派無法

獨立診斷一項疾病，甚至沒看過囊腫本尊，又怎能天馬行空的立下一堆沒有被驗證的禁忌呢？

巧克力囊腫＝子宮內膜異位症

說回巧克力囊腫，我們先來理解這是一種什麼疾病。巧克力囊腫的正式名稱是子宮內膜異位症。之所以會有這個俗稱，是因為手術過程中若弄破囊腫，囊腫內的組織就會像巧克力噴泉一般湧出。這些組織是原本應生長在子宮腔內的內膜細胞，卻跑錯位置到了卵巢，因此每當進入經期，正常狀況下子宮內膜受賀爾蒙起伏影響，本來應該是剝落後藉由子宮收縮而從陰道排出，但異位的內膜，在卵巢內卻無法排出，久而久之就蓄積氧化成黑黑稠稠的黏稠物質。

正因如此，巧克力囊腫引發的疼痛，常是排卵後異位的內膜增厚就開始脹痛，比生理性經痛來得更早，疼痛範圍也更廣，巧克力囊腫在自然狀況下，也會因每次經期產生的賀爾蒙刺激越來越大，直到停經。

另外要特別補充，孕期和哺乳時，沒有週期性賀爾蒙起伏，巧克力囊腫常會縮小，所以生產完後經痛也可能因此大幅改善。反之，若你的經痛並非內膜異位所引起，產後生理期仍可能疼痛依舊。因此生完小孩經痛就會好的說法，其實是有點以偏概全的！

別再相信「經血逆流假說」了

要解密巧克力囊腫，關鍵在於釐清原本該長在子宮腔內的內膜細胞，怎麼會跑去卵巢？

在過去，大家最耳熟能詳的就是「經血逆流假說」，這個假說是指在生理期，原本應該要順著子宮頸、陰道排出體外的內膜，逆流而上順著輸卵管跑到了卵巢、腹腔，變成所謂子宮內膜異位症。只不過，隨著腹腔鏡手術日益普及，婦科醫師注意到，月經來時手術的病患幾乎或都有經血逆流的狀況，但並非每個人都會罹患子宮內膜異位症，因此這個假說也漸漸不被重視。

再次澄清，經血是靠子宮主動收縮排出，並非靠地心引力，因此經血逆流和生理期時的姿勢無關，也就是說不管是抬腳、倒立都不會導致經血逆流，當然也更不會引發巧克力囊腫。

而且，子宮內膜異位最常見好發位置為卵巢，次之為子宮肌肉層（又稱子宮肌腺症），其餘可能有病灶的器官為：腹腔、膀胱、輸尿管、腸道，甚至還可能經血液跑至肺臟，導致經期來時咳血，這也間接證明，內膜異位和經期來的姿勢根本毫無相關，畢竟再怎麼倒立血也不會跑去肺臟啊！

目前對於巧克力囊腫產生原因，比較新的學說是，基因突變導致免疫細胞無法正確辨識出異位的內膜，也就無法將之消滅，因而形成內膜異位症。另外也有學者認為，內膜組織早在胚胎時期就已經跑到卵巢內，等到青春期賀爾蒙開始刺激後才

發病，也就是會不會長巧克力囊腫，早在出生時就已註定，和後天關聯性不大。

由此可知，科學的演進不管最後是哪個理論成立，會產生巧克力囊腫，都和月經時吃什麼、做什麼無關，女孩們真的不需要為了沒來由的臆測，限制了自由。而坊間流傳關於預防巧克力囊腫的各種預防飲食法、偏方其實也都沒有理論基礎，我不反對女性抱著姑且一試的心態嘗試，但假設要花大錢買食譜，各種限制族繁不及備載，讓人難以執行，甚至偏廢單一營養素，那就大可不必，以免沒效果又平添壓力。

手不手術？考量自身情況

手術切除囊腫是治療巧克力囊腫最有效的方式，一般來說皆可使用低侵入性的腹腔鏡手術處理，不需要傳統開腹。

不過也不是所有狀況都需要立即手術。如果只是健檢意外發現，沒有經痛、骨盆腔疼痛等症狀，囊腫沒有超過 4 公分，則可以先追蹤，不需直接手術。需要考慮直接手術的狀況是指：嚴重經痛已經影響到日常生活、腫瘤大於 7 公分，或已破裂引起腹膜炎等狀況。

不過，即使是技術純熟的醫師主刀，術後 5 年也有將近一半的人會復發，需要再次手術，因此仍要每年安排超音波追蹤。針對狀況嚴重的女性，通常還會建議在術後服用 3 到 6 個月的抗雌激素藥物抑制排卵，控制病情。

其實，巧克力囊腫讓許多女生聞風色變，我認為最大關鍵還是它總和懷孕連結在一起。網路上的衛教文章，提到巧克力囊腫，下面的關鍵字幾乎都會同時出現「難懷孕」、「恐不孕」、「會不會難受孕」。

現實生活中，更有不少女性自嘲地和我說，第一次發現巧克力囊腫時，醫師就直白的請她儘早懷孕，完成使命。雖然知道醫師是好意提醒，但當時根本苦無對象，總不能隨便抓個路人生小孩吧！

也曾有女性回憶過去和男友一起去看孕前門診，超音波發現 7 公分的巧克力囊腫之後，就被男友嫌孕力不足，後來甚至被分手。雖然當時傷得很深，現在回想起來反而很感謝巧克力囊腫讓她提早認清一個人，免於被當成生育工具。

的確，巧克力囊腫在變大的過程中會影響卵巢功能，異位的內膜還可能引起腹腔內沾黏和發炎反應，這些因素都會提高受孕的困難度，但不代表一定會不孕，且一旦懷孕，巧克力囊腫也不會影響胎兒的發育。

只不過兩難的是，要阻止巧克力囊腫繼續變大影響受孕機率，最有效的方式就是手術，但在切囊腫的過程中，即使再小心，也會耗損正常的卵子數，因此備孕中的女性到底要先開刀還是先積極懷孕，實在沒有標準答案。

我建議還是先回到疾病本身去考量，假使嚴重經痛、腫瘤大於 7 公分、破裂過就考慮手術，或是疾病不嚴重，但本身嘗試懷孕超過一年不順利，也可先動手術解決巧克力囊腫這個因

素。術後半年，通常因已經排除疾病，受孕率最高，可積極計算排卵期同房，甚至考慮人工生殖。另外針對近期無生育計畫的女性，則可以在術前檢測卵巢功能指數（AMH），了解卵子庫存數，若偏低可考慮在術前凍卵，主動為自己保留更多機會。

性行為疼痛，和社會文化大有關係

坦白說在門診最棘手，我最不知該如何處理的就是女性性行為疼痛的問題。

因為一方面傳統的醫學教育對女性性功能障礙這一塊幾乎甚少著墨，二方面我一直認為性這件事這不僅是一個人的醫療問題，應是兩個人的互動協調，更甚者，其實還深受整體社會文化的影響。

身體形象焦慮，不是一句放輕鬆而已

這類型的女性通常都是反應，即使當下氣氛浪漫，前戲足夠，但男性生殖器要進入前就會非常緊張無法放鬆，有明顯撕裂疼痛感，久而久之對性事感到壓力甚至害怕，令一方面又焦慮自己無法配合伴侶，讓兩人感情生變。

特別的是，當她們上了檢查台內診，不管是觸診或使用擴陰器就可以如常配合，檢查後陰道結構也正常，沒有陰道中隔、不會乾澀，也沒有陰道痙攣問題，那為什麼和自己的伴侶分享親密時會因無法放鬆而感受到疼痛呢？

　　根據我這幾年在診間和網路上的觀察，這不單純是個人過度緊張的因素，光一句「放輕鬆」根本無法解決她們的困擾。

　　首先，很多女生在面對另一半時，總擔心自己的身體不夠完美、腿太粗、皮膚不夠光滑、陰部有異味，這個姿勢小腹會不會凸出來，他會不會嫌我的乳頭顏色太深等等，再加上現在的社群廣告總愛強調「女神」的形象，彷彿要符合某個遙不可及的形象才有資格得到愛，「我這樣真的能得到性福嗎？他會不會覺得我不夠完美」這種念頭出現時，心裡壓力無限大，下半身的肌肉當然跟著緊繃。

　　再加上從小女性常被教育成要矜持端莊，不要讓人覺得隨便，要「自愛」人家才會愛你。導致很多人在性行為時不敢表現得太投入，深怕被認定成有經驗的好色女人，即使在現在，我還是常在討論網站看到有女生質疑自己性慾過強，會主動「想要」是不是不正常，也有女生私訊問我頻繁自慰是否會傷元氣，需要抽血檢查內分泌嗎？

　　更可怕的是，社會文化對男女在性這件事上有著嚴重的雙重標準。男人性慾強就會勇猛、強、風流倜儻，女人對性事熱衷就會被貼上負面的標籤好比蕩婦、欲求不滿。甚至連我在大學時，也曾因手毛多、下巴容易長痘痘被班上同學輕蔑地取笑性慾強，現在回想起來，我也只能說當時年紀小沒勇氣，怕破壞氣氛和友誼，只能笑笑不回嘴或自我解嘲。但其實毛髮量、痘痘和性慾哪有關，更何況女生性慾強又怎樣，這不就是人性

和個體差異嗎？不管是自慰、性幻想，或主動要求性行為，都是很健康很正面的兩性互動。

　　就這樣，內在外在雙重壓迫下，很多女性只好拚命壓抑自己的慾望和感受，導致臨場時根本無法放鬆享受，甚至感到疼痛不堪，苦只能自己往心裡去。

愛惜身體，接納自己的不完美

　　要解決性行為疼痛的問題，除了講到爛的那套使用水性潤滑液、一起看Ａ片、延長前戲時間之類的方式。我認為還是要去探索自己內心深處，思考一下自己是否困在身體形象焦慮，總是擔憂自己不夠完美，或是被過往不知所謂的貞操觀念綁架，陷入莫名道德束縛的框架。

　　女性要享受性愛，與其說要先自愛，倒不如說要懂得更愛自己的身體，接納自己的不完美，畢竟沒有人是真的完美，妳也不需要多完美才值得被疼惜。

　　我一直認為運動會是一個好方法，讓妳欣賞自己的身體，不論是完成一場全程馬拉松、舉起比妳體重更重的重量、跳一場舞、騎上一次武嶺，當妳發現身體有無限的可能，帶妳到不曾想像過的地方，妳就會更珍惜它。

　　另外，千萬要遠離會讓妳沒自信的人，很多伴侶和廣告一樣，習慣恐懼式行銷，利用貶低羞辱的字眼綁架妳、控制妳。

就曾有女性告訴我，所有性交疼痛與障礙都在離開一直嫌棄她的男友後自然消失了，根本不需要潤滑劑。

最後還是要強調，性慾就和食慾一樣，每個人都會有，但每個人需求的量不同，下一篇我們就來談談。

性慾就跟食慾一樣，自然且有差異

這陣子大家齊心抗疫，許多伴侶一起宅在家的日子變多，很多人會開玩笑說「明年又會有防疫寶寶潮了！」、「搶衛生紙之餘，也該搶保險套。」身為結婚多年的婦產科醫師，我一定要講句潑冷水的話，動物遇到災難都會自動節育了，更何況是人類的性慾比起動物更是複雜許多！

性慾天生不同！

其實，每個人對性的渴望程度本來就大不同，就好比食慾，有些人總樂於思考下一餐要吃什麼，該叫外送還是自己煮、要吃鼎泰豐還是滷肉飯。但也有人天生對吃不感興趣，每天中餐可吃同一家店，甚至只喝黑咖啡、餐餐粗茶淡飯也不在意。有些人吃一點就飽了，有人卻是大胃王。

這些差異無關乎性別，女性也可以性致勃勃，一點也不奇怪；也有女性無奈地表示從以前到現在都不曾主動想要發生性行為，性像是個負擔、是為了求子不得不的行為。就算是男人天生性慾低落，也不必為了迎合社會期待，裝作自己性致高昂。

根據統計，甚至有 1％ 的人天生就對他人沒有性慾，被歸類為無性戀。

不過不同的是，食慾太好、太差可能會影響體重、體脂，但性慾的個體差異並不會影響到健康。

雌激素會影響妳的慾望

女性的慾望還容易受到雌激素影響，好比排卵前因雌激素濃度高，部分女性會特別有慾望，經前則會因煩躁、胸漲胸痛，排斥和其他人有肢體接觸。這其實是很自然的現象，因為生物設定就是排卵期前受孕率高。這也就是雌激素為何又稱做動情素的原因。

另外也常有孕婦在門診害羞地和我說，懷孕後性慾特別強烈，性行為次數頻繁外，晚上還會做春夢，在夢中高潮導致子宮收縮，讓她覺得自己很奇怪，也擔心影響胎兒。其實這一點都不奇怪，孕期雌激素上升，的確會讓情慾特別高漲，但只要沒出血，孕期性行為甚至高潮引發的宮縮並不會影響胎兒，也不會增加早產風險。

相對的，產後泌乳激素升高、雌激素大幅下降，使得陰道分泌物減少、易乾澀，再加上照顧新生兒根本很難睡飽，當然會讓女性容易性趣缺缺，自然使得肌肉緊繃，因而導致潤滑不足，性交時也容易疼痛。

身體應該是自由且獨一無二的

所以當妳的性慾和伴侶不一致時，不需要立刻自我懷疑，認定自己「有病」需要看醫師。我在門診就看過有些女性為了促進性慾，在陰道塗抹一些來路不明的產品，造成陰部灼傷感染，苦不堪言。性本來就是雙方互動的過程，要協調的第一步，我認為應是大方的溝通討論彼此的感受，好比前戲不足、節奏太快、姿勢不舒服，都應隨時調整。或一方單純就是不想要，也不必勉強自己一味配合。畢竟性不是夫妻之間的責任義務，更沒有誰欠誰。

曾有朋友和我抱怨她的煩惱：有陣子和先生性行為次數大幅減低，即使她很主動也常不了了之，後來她意外發現是先生服用抗落髮藥物才會影響到性慾，當下認為先生居然沒有事先和她商量，讓她非常生氣失望。聽到這，我立刻嚴肅地和她說，每個人都有自己的隱私，就算是夫妻，服用藥物也不需要對方同意，或許對他來說現在髮量比性重要，應該要給予尊重。

此外，也會有人說：自己無法滿足先生需求，深怕老公外遇時。這時候，我又會想跳出來說，這是兩碼子事吧！會外遇的人就算天天與他發生性行為，有機會還是會外遇。

所以，性慾低落或真的不喜歡，不一定要逼迫自己每次都要配合，更不需要帶有罪惡感，這不是配偶出軌的藉口。尤其是特殊情形時，比如懷孕時腰痠背痛，或是工作疲勞壓力大時，

就和腸胃炎一樣，怎麼可能有胃口？這時，若其中一方真有需求可考慮自慰或使用按摩棒，省事又不用求人，或者溝通改以口交、幫對方手淫，或者擁抱、親吻，一樣可達到親密互動的效果。

　　我想強調的是，不分男女，每個人的身體都是如此特別，有權自主的使用身體，享受身體帶來的歡愉。即使走入婚姻，身體還是自己的，這樣的界線也不該被打破，妳永遠有權決定是否與伴侶分享身體，無須勉強配合，更不用自我懷疑、委曲求全。畢竟每個人的身體、慾望都是獨一無二，不該被刻板規定。

避孕迷思大破解

「如果不能從頭到尾正確的使用保險套，我會建議吃避孕藥喔！」

「但是醫生～吃避孕藥是不是會傷身體，以後就不容易懷孕啊？」每次當我在門診提及避孕藥時，超過一半的女生都會露出不信任的表情，疑惑地問我。我常想，真不知道，冰水、止痛藥、事前避孕藥這三位去競選年度被誤會比賽，誰會獲得冠軍呢？關於冰水跟止痛藥，我們留待下一章跟所有月經相關的疑難雜症再談，首先來談談關於避孕這件事，最常見的有口服避孕藥、子宮避孕器、保險套。

口服避孕藥比妳想的更安全

先解釋藥物原理，事前避孕藥內含低劑量的雌激素和黃體素。前者，會讓大腦認為身體雌激素足夠，不再分泌促濾泡激素，因此讓卵泡無法成熟。後者，因持續投予黃體素讓子宮內膜萎縮不再增生，胚胎就難以著床。因此，若正確服用，成功率可達 99%。

　　至於 21 顆或是 28 顆的避孕藥，效果都一樣，28 顆那種後面 7 顆並沒有含藥物，主要是為了避免 21 顆吃三週後，停一週，容易忘記服藥所設計。因此怎麼選還是要看個人的習慣，有人一週沒吃藥容易忘記吃下一盒，就適合吃 28 天的，不需要停藥。而我也建議避孕藥最好在固定時間服用，最好睡醒就吃，避免開始工作、吃早餐就忘記。

　　由此可得知，吃避孕藥的這段時間，是利用外來穩定的女性賀爾蒙，暫時欺騙大腦，讓卵巢得以休息、不排卵，一旦停藥，掌管卵子成熟的「促濾泡激素」又會再次啟動，卵巢就會重開機，子宮內膜生成厚度也會恢復正常，並不會因此影響子宮長期功能，更沒有研究顯示會不孕。

　　這也是為什麼在門診中我會建議病人，超過兩天沒服藥，或剛停藥還不打算懷孕，一定要立即尋求替代的避孕措施，我就偶爾會遇到剛停藥或是忘記服藥就意外懷孕的案例。

　　不過，每個人大腦、卵巢重新啟動的時間略有不同，因此我還是會建議要計劃生育、尤其是高齡的女性，提早 3 個月停藥。畢竟「年齡」才是不孕最主要的原因，和是否長期吃避孕藥無關。而且停藥後還是沒有順利馬上懷孕的，其實也要考量，懷孕本來就沒那麼容易啊！畢竟一般人即使沒有避孕，每個月成功懷孕的機率也只有 10%。

　　另外，針對大家最害怕的乳癌風險，研究顯示要連續服用

超過 10 年才會微幅增加，而且不管有沒有吃避孕藥，超過 30 歲以上就應該定期接受乳房超音波檢查，40 歲以上可搭配乳房攝影。

其實，避孕藥除了不會產生上述妳所擔心的事情，它在治療經血過多、經痛、經前症候的效果也相當不錯，針對多囊性卵巢症候群，避孕藥還可降低子宮內膜癌的風險、改善痘痘，其實避孕藥就和其他藥物一樣，有些人會有副作用如：頭暈、噁心、水腫，也會有特定族群的人不適合（如：大於 40 歲、抽菸、血栓、乳癌病史、患有自體免疫疾病），但只要在諮詢專業醫師後依照劑量服用，身體都會正常地將藥物代謝掉，何來傷身之有？特別要提的是，許多號稱可以回春、讓肌膚Q彈、吃了膝蓋不會痛的保健食品都有可能是添加了類似雌激素的成分，才會有類似效果，比起確定成分的避孕藥，我認為這些保健食品才更危險！

（註：避孕藥為處方藥，首次服用建議諮詢專業醫師。）

烏烏醫師來解答

Q：避孕藥隨時吃都有效嗎？一吃就有避孕的效果？

　　由於避孕藥是靠著抑制排卵，達到效果，如果在月經來後的一週內服用，當天吃立刻有效。反之則無效，需要追加另一種避孕方式。

Q：避孕藥忘了吃一顆怎麼辦？忘了吃兩顆又該怎麼辦？

　　忘了吃一顆時，請記起來時立即補吃，下一次則按習慣的時間服藥（間隔很短也沒關係）。但如果是忘了吃兩顆，當月請追加另一種避孕方式（保險套為主），或禁慾。

Q：吃避孕藥會讓經血排不乾淨？

　　不會。每個月，女性卵泡發育時，大腦會分泌「促濾泡激素」，促使卵子成熟。排卵後，剩下的組織也會形成黃體素，用來穩定子宮內膜，使受精的卵子順利著床，進而發育成良好的胚胎。而前面提過，避孕藥最主要的成份是低劑量的雌激素和黃體素，會讓大腦控制身體不再分泌促濾泡激素，讓卵泡無法成熟，也讓子宮內膜萎縮不增生。既然子宮內膜厚度變得較

薄，該次排出的經血量當然也會比較少，經血也會因為流速變慢而氧化。所以不少女性就會發現，服用避孕藥之後，經血量竟然減少、變黑了。這是正常的現象，並不是經血排不出來，更不代表子宮的功能受到影響。

Q：吃避孕藥，容易提早停經？

當然也不會。更年期是正常卵巢功能衰退的現像，台灣女性發生的時間平均是 50 歲，時間早晚取決於個人體質和遺傳，和有無服用避孕藥無關。反過來講，目前也沒有證據顯示有任何保健食品或療程能延緩更年期的時間。如果有，那就是在騙妳的錢。

Q：聽說吃避孕藥會變胖？

確實，但主要是指早期的避孕藥。目前，常見的避孕藥分為三代。過去的第一代（台灣目前已無販售）與第二代（家計一號）因女性賀爾蒙含量較高，容易產生水腫、食慾增加造成體重上升的狀況。現在市面上常見的第三代（祈麗安）和第四代（戴麗安、悅己、悅姿）則相對劑量較低，且上述副作用也

較不明顯，因此不太容易會有水腫，或食慾增加的問題。

　　但新一代的避孕藥還是有可能產生副作用。例如：噁心、頭暈、腹瀉、情緒低落、性慾低落、點狀出血，通常需要 2 到 3 個週期去適應 。

　　我還要強調一點，就像每個人對體內的賀爾蒙反應都不同一樣，避孕藥的副作用也有很大的個體差異。有人吃了副作用很少，經痛又獲得改善，但也有人吃不到一週就頭暈、噁心、心情差到完全無法忍受。因此有時候真的只能試了才知道。

子宮避孕器，妳的另一個選擇

如果容易忘記吃藥，且幾年內尚無生育計畫可以考慮置入避孕器「Mirena 蜜蕊娜」（以下簡稱蜜蕊娜），又稱子宮內投藥系統。

和傳統以讓子宮內膜發炎阻礙胚胎著床的含銅避孕器不同，蜜蕊娜主要是靠塗在避孕器上的長效型黃體素抑制子宮內膜增生，使胚胎無法著床。它的好處在於不易引發子宮內膜沾粘或感染。加上每個月子宮內膜的生長都是新的開始，一旦有生育計畫，只要移除避孕器，黃體素抑制效果就停止，馬上就能恢復懷孕能力，並不影響日後受孕的機率。

不過，放了蜜蕊娜後，很多人會發現經血量少得離譜，一天換不到一片衛生棉、經期從 5、6 天變成 1、2 天。甚至，有兩成的女性在放置半年後，月經就不來了。因此，很多人會誤以為放蜜蕊娜會加速子宮老化，讓更年期提早報到。甚至我在門診就遇過先生發現太太放了避孕器而經血少，怕她老得快，強力要求太太拿掉避孕器的個案。

這裡容我再重複一次，經血主要是由子宮內膜組成，裝了蜜蕊娜後，內膜生長被抑制了，經血量變少是自然現象，並非子宮能力減退，更不是經血積在體內沒排出。也就是說，有別於卵巢功能退化或更年期是「失去排卵能力」而停經，這類型的停經只是利用藥物「讓子宮內膜暫時休息」，身體每個月都

還是會正常排卵。

有些女性單純因年紀或子宮肌腺症導致經血過多，甚至醫師也會建議裝置蜜蕊娜來改善貧血情況。這類型的人就曾和我分享，裝了蜜蕊娜以後精神氣色較好，不必再擔心經期來時經血爆量、亂動側漏等等，日常生活也便利許多。

至於副作用，雖蜜蕊娜主要作用在子宮內膜，但除了陰道點狀出血、月經一開始較為混亂以外，仍會有些全身性黃體素的副作用，如體重增加、長痘痘、情緒、性慾低落。所幸過了3、4個月磨合期，血液裡的黃體素濃度穩定後，這些副作用大多會慢慢消失。

最後特別注意，由於蜜蕊娜適用於未曾懷孕的女性，但因子宮頸尚未因生產軟化過，裝置時會比較不舒服，可能得有點心理準備，當天或許請假休息會比較好。

保險套到底保不保險？！

講了半天，大家或許會覺得，怎麼好像都是女生在避孕？那最方便容易取得的保險套呢？

其實每次談到女性避孕的議題，大部分人會認為男性戴保險套避孕不是最輕鬆又方便，還能防治性病嗎？甚至會說，爽的都是男生，為何叫女生吃藥？就連在門診中，我也遇過情侶來諮詢避孕方式後，男方馬上說：「吃藥太辛苦了，還是我戴保險套就好。」

當然，如果大家都說到做到，乖乖全程使用保險套，就皆大歡喜了！可惜的是，現實和理想之間總是如此遙遠，說一套做一套的情形總是屢見不鮮。

在門診我詢問過許多「號稱」使用保險套避孕仍意外懷孕的伴侶，得到的答案不外乎是：「想說現在是安全期應該不用戴。」、「他說等快要射了再戴就好了，前面分泌物不會懷孕，不然硬不起來。」、「每一次都有戴，就這次沒戴。」

其實，保險套不是不好，而是要正確使用才有效啊！

首先，安全期不戴套會避孕失敗，是因為所謂安全期、危險期都是利用排卵日去推測，只要這個月的卵子沒有按照本來預測的時間排出，安全期就會估不準，當然也不會真的「安全」。另外，請別再相信只有「射」的瞬間才有精子的說法了！陰莖的分泌物裡其實含有少許的精子，因此沒有全程戴套或體外射精都還是有懷孕的可能性。

至於保險套使用方式，以下也再列出幾個常見的錯誤：

1、一次帶一個即可，同時帶兩個容易磨擦破裂。

2、只能使用水性潤潤劑，比如 KY。油性潤滑劑如凡士林、嬰兒油也容易造成保險套破裂。

3、過期的不要用。

4、一旦射精請立即將陰莖拔出，避免精液外流至陰道。

5、精液接觸到陰道或保險套滑落在陰道內，視為避孕失敗，請掛號開立事後避孕藥。

講到事後避孕藥，有些人會認為只要吃一次很方便，乾脆

直接當作常規避孕藥。但事實上,事後避孕藥是靠高劑量黃體素抑制排卵、改變內膜環境阻止胚胎著床,因此還是會有噁心、頭暈等副作用,而且單一次的高劑量賀爾蒙更容易打亂體內賀爾蒙正常的運作,造成服藥後出血,甚至月經紊亂的狀況。

另外,因為吃事後避孕藥的時機是配合性行為後,並非固定,假設服藥時已經排卵或甚至胚胎根本已經著床,那就很有可能會失敗。因此,即使在正規 72 小時內服藥,還是會有 2-5% 的懷孕機率。不過,倒也不用因為害怕「傷身」,就賭運氣不吃藥,還是老話一句,只要是在諮詢專業醫師後、依照劑量服用,身體都會正常地將藥物代謝掉,何來傷身之有?

正確避孕,是共同責任

不過,即使有這麼多種避孕選擇,台灣非預期懷孕的墮胎數目還是遠比大家想的高。根據國健署 2011 年的統計,台灣每年約有 22 萬人次接受藥物或人工流產手術。當年這個新聞出來之後,引起社會一片譁然,然後呢?然後就沒有然後了。接下來似乎也再沒有公布更新的數據。

之所以會有這麼多非預期懷孕,除了前述破解的許多關於避孕藥和保險套的迷思以外,還是因為社會普遍認定女性吃避孕藥就是犧牲、不愛自己、討好對方,或是性生活混亂,因此讓很多人不敢吃藥又沒正確戴套,避孕失敗率當然大幅提高。

還有一種狀況是雙方都否認自己想和對方發生關係,好像

主動準備保險套就顯得太好色，在關係中的角力就會落下風。這種情況經常發生在感情基礎還不穩定、曖昧中或剛認識的男女。如此自欺欺人的結果，就是事到臨頭沒人做好準備，只好鋌而走險。一旦一次沒避孕又剛好沒懷孕，就更會強化僥倖心態，認為好像不避孕也沒差。但就像夜路走多了總會遇到鬼，紅燈闖久了難免有擦撞，抱持著苟且的心態遲早會避孕失敗。

　　該如何提高正確避孕的比例？除了基礎性教育外，社會風氣也相當重要！假設有一天，這個社會談到性愛，不要再因性別而有嚴重的雙重標準，讓兩性都能自在面對性愛的相關話題，不再遮遮掩掩，避而不談，我相信確實避孕的比例一定會提高。因為性愛本來就是男歡女愛，沒有所謂男賺女賠，避孕責任當然就是男女共同分擔，沒有好壞或是輸贏，兩人商量好，且說到做到即可。

烏烏醫師來解答

Q：所以，避孕藥跟避孕器到底哪個比較好？

其實，要選擇口服避孕藥還是蜜蕊娜，可視本身有無月經困擾及需要避孕時間的長短做判斷。

如果本來就有經血量過多、經痛，或已診斷子宮肌腺症同時又要避孕，蜜蕊娜就是一舉兩得的選擇。假設妳只是短期避孕，1、2 年內就有生育計畫，那口服避孕藥就是相對方便也便宜的選擇。反之如果 5 年內都無生育計畫，則可考慮放置蜜蕊娜。

面對墮胎、流產手術的正確態度

　　曾經在一場講座中介紹完避孕方式後，有人提出關於墮胎是否傷身的疑問，在澄清墮胎過程其實很安全後，我無奈說了一句：「其實懷孕生產風險更高。」語畢，底下聽眾一片錯愕，我這才發現原來大家對墮胎手術的誤解很深。

　　墮胎聽起來很可怕，但其實正規墮胎手術是項安全性極高、技術門檻相對低的手術。懷孕 12 週前墮胎和萎縮胚胎的流產手術進行方式都相同：利用一次性使用的醫療抽吸管，在超音波輔助下將胚胎組織吸出。整個過程在「舒眠麻醉」（也就是常用在無痛胃鏡、大腸鏡檢查的一種靜脈注射麻醉）下進行，約半小時就完成，手術當日即可回家休息。

　　當然，手術一定會有相關併發症風險，好比術後大出血、感染、麻藥過敏和子宮穿孔受傷等。但在注射抗生素、子宮收縮藥及麻醉專科醫師協助下，這些都極為罕見。根據統計，墮胎手術死亡率約 10 萬分之 1，跟足月生產的風險相比，約只有14 分之 1，這也是為什麼我會說其實懷孕生產風險更高啊！

「坐小月子」其實非必要

大家一定聽過這種說法：不管是人工流產或胚胎萎縮自然淘汰，流產就是一種「小懷孕」，因此手術後，一定要「坐小月子」進補，以免元氣大傷以後會不孕。

其實，懷孕 4 個月內的子宮大小並沒有什麼改變，也未離開骨盆腔，跟生產比起來，身體的狀態還比較接近一般人。加上手術出血量也只有生產的 5 分之 1 不到，過程沒有傷口，跟一般手術相比，術後還不必住院觀察。

再來，小週數懷孕流產後，賀爾蒙也不會像足月生產一樣發生劇烈改變，不需要特別吃補或調理，術後一個月內就會開始排卵，月經自然就會來。

綜合以上，坐小月子實在非必要。

很多人會覺得奇怪，反正手術後，就請假調養又無妨，何必解釋半天呢？其實是因為很多女性在網路或診間曾焦慮地和我反應，手術後礙於經濟因素，無法在家休養和訂購價格高昂的「小產餐」，或是不敢告訴身邊的人自己意外懷孕又墮胎，也就無法請假休息，非常擔心身體壞掉無法受孕。我真的很想大聲吶喊：這些焦慮和擔憂都是不必要的啊！

唯一一種可能的情況是，若流產手術後傷到子宮內膜，導致子宮腔內沾黏，就有可能影響後續胚胎著床。但如果沒有發生此狀況，就不能武斷地把不孕的原因歸咎於手術。這也是為何手術後，會需要注意經血量的改變，假設血量大幅驟降，就

是一個警訊。回診時，醫師通常會安排子宮鏡檢查確認內膜狀況，必要時可接受後續分離沾黏手術，也不是靠所謂「調理」來處理。

因此，如果目前沒有生育計畫，做好避孕絕對比調身體重要。反過來說，如果你們正在備孕，是因為胚胎萎縮流掉，術後只要沒有出血，即可同房，不需要刻意避孕。

另外，墮胎、流產後也不會導致不孕，或容易流產早產。根據美國婦產科醫學的統計顯示，曾接受正規人工流產手術的人，不孕機率並沒有比較高，也不會增加日後懷孕各項併發症的風險。

別用恐嚇方式進行性教育

但即使現在衛教資訊如此多，大家仍認定墮胎很可怕危險，我認為是過去慣用恐嚇方式進行性教育導致。像是刻意強調墮胎手術很血腥、後遺症很多，希望用嚇的方式讓少男、少女不要「偷嚐禁果」。再加上過去各種影視戲劇提到墮胎拿小孩，總是會呈現女性在河裡泡冰水、自己打肚子、用竹籤戳下體等驚悚畫面。而墮胎過的女性也很怕被認定為隨便、不自愛，極少出來現身說法。就連醫師如果想澄清，也會擔心被貼上「不尊重生命」、「鼓勵墮胎」、「想靠墮胎手術賺錢」等標籤，不敢大張旗鼓針對手術細節做說明。以上這些因素都讓社會大眾對墮胎手術的資訊不清，因而加深未知的恐懼。

甚至還有部分人也斷言「年輕時曾意外懷孕墮胎，卻輕忽流產調養的重要性，造成生殖系統受損，也是台灣婦女不孕率上升的隱性原因」。我要說，這個完全是數據的偏誤。因為，很多人認定現在的年輕人性開放才會墮胎多，但是過去避孕藥不普及、副作用大，男性使用保險套意願又低，墮胎的人數反而比現在高上許多，這個評斷現代人因墮胎多導致不孕的前提根本不成立。

　　身為醫師，談論這些當然不是鼓勵墮胎，而是基於醫學倫理知情同意的準則，即使不喜歡，也不能故意把墮胎說得很危險，還是應提供關於這項手術正確的資訊與風險評估，讓女性自主選擇。更何況，以恐嚇減少非預期懷孕的方式在數據上看來完全無效，反會加深女性日後心理陰影，甚至產生創傷症候群，最後辛苦、難過的還是女性。

　　或許有人會說，不避孕、不檢點，被嚇不是剛好嗎？坦白說，每次看到類似言論我都會無奈地忍不住翻白眼。沒有認真避孕的人何其多，很多人只是運氣好，剛好沒遇到罷了！與其指責，還不如仔細評估如何讓性教育做的更好，才能降低非預期懷孕和墮胎手術發生的機率。

　　因此，我要再次強調，吃避孕藥不丟臉，正確服用不會傷身，以後也不會不孕。只要雙方同意，避孕要選吃藥或全程戴套都可以。假使事前避孕失敗，不要遲疑立刻掛號吃事後避孕藥補救。

　　此外，只要還沒停經、有性生活的女性都有懷孕的可能，一有懷疑就要馬上驗孕，不要逃避。因為在心跳出現前，都能採藥

物流產，不需要手術。若太晚發現懷孕，不僅會壓縮思考時間，增加醫師和自己的心理壓力，且倘若懷孕超過 12 週，因胚胎已漸成形、骨化，就會增加手術困難度，各項併發症的風險也會提高。

　　或許有人會說，現在生育率那麼低，想生的生不出來，醫師應該勸那些女性勇敢的把孩子生下來。但我要說的是，除非是醫療上錯誤認知，好比吃到感冒藥、照到 X 光、不小心喝到酒這類狀況，我會直接建議繼續懷孕外，當遇到基於私人理由想終止懷孕的人，醫師不可能通盤去了解困境，又何德何能向人建議生或不生？盡力提供完整資訊，把決定權留給懷孕的本人，才是醫師的本分。

結不結紮，你／妳說了算！

當婦產科醫師這十幾年來我發現一個有趣的趨勢，女性結紮的人數越來越少，男性越來越高。聽學長姐說，更早以前，產房一天就會有好幾台自然產後女性結紮手術，一天就比我住院醫師 6 年的量還多。直到現在我服務的婦產科診所，反而是一天男性結紮數目遠比一個月女性結紮來得多！

男性結紮效益較高

過去男性不願意結紮，除了和社會上普遍認為男人結紮有損男子氣概有關外，也和性教育不足，對男性身體不了解所產生許多關於結紮的迷思脫不了關係。而近年來，有越來越多泌尿科醫師出面衛教，澄清男性結紮綁輸精管並不會影響射精、性功能或是所謂的「男子氣概」，更和中年發福無關。

從醫學角度上來看，男性結紮手術較安全、恢復期短、失敗率低、後悔接回去的成功率高，甚至可從陰囊取精，比起女性結紮後想再生育只能利用試管嬰兒更有餘裕。從醫學角度來看，當然是男性結紮較為適合。

● 男女結紮比較 ●

男性結紮	V.S.	女性結紮
雙側各 0.3-0.5 公分	傷口大小	肚臍下 3-5 公分
皮下	傷口深度	需進腹腔
30-50 分鐘	手術時間	40 分鐘 -2 小時
局部麻醉	麻醉方式	半身或全身麻醉
以精液分析來確定結紮成功	如何驗證結紮成功與否	無法確知

　　再加上許多男明星引領風潮，讓社會風氣整個翻轉認定是男人就該為了太太結紮，各大育兒網站也充斥著「男人別推託、愛老婆從結紮開始」、「願意結紮的男人就是體貼愛老婆」的風向。離題講一句，愛情有這麼好評估，人生就簡單了。

　　首先，要幫沒有選擇結紮的男人說句公道話。可能他是怕痛，可能是不喜歡自己身體被切一刀，也可能他的內心深處還想再生更多小孩，不管背後的原因是什麼，只要他在生育、避孕的選擇上充分和伴侶溝通，互相尊重伴侶，就不該被扣上不愛太太的帽子啊！

　　相反的，我就曾聽身邊男性友人曖昧的說：「男生結紮還是比較安全啊！」停 3 秒又忍不住坦承：「嗯，對啦！手術安全，去外面偷吃也安全。」雖說是玩笑話，但想想也不無道理，結紮就是很個人甚至是純利己的行為，紮不紮有時和愛不愛無

關,就是個不想戴套的選擇。

考量結紮與否,請「自私」一點

在我看來,是否結紮,夫妻誰去結紮,還是要從個人需求為主來考量,真的不想再經歷懷孕、不想再當一次爸媽,再考慮結紮,而不單擺在目前婚姻關係中考量。因為在門診,我實在遇過太多,離婚後又想再生孩子的女生,因為已經結紮,只好辛苦地進行試管療程。

還是要提醒,結紮也不是百分之百成功,之前就曾遇過先生去結紮結果太太還是懷孕的狀況,差點引起家庭糾紛,結果驗了精液才發現仍有殘存的精子,還了太太清白。因此泌尿科醫師都會建議,結紮後的 3 個月內仍要利用保險套或避孕藥避孕,等 3 個月後檢驗精液確定沒有精子後,才算完成此項手術。

總歸一句話,我認為不分男女,在結紮這件事還是要自私一點去考量,不需要為了跟風示愛,也不用為了滿足對方的「無套」需求,勉強自己去結紮。畢竟器官長在自己身上,紮不紮,自己說了算。

烏烏醫師來解答

Q：如果結紮後，後悔了，能怎麼做？

女性：輸卵管結紮要重接的成功率極低，因此若結紮後又反悔想要生育，通常是利用人工生殖技術，將胚胎結合後直接植入子宮腔內，避開輸卵管這個路徑，也就是所謂試管嬰兒。

男性：輸精管結紮後要重接的成功率相對高，數據差異端看結紮多久，有些醫師指出結紮後 3 年再進行逆轉手術成功率約九成，5 年則降低至七成。另外，若不可慮重接，則可直接從陰囊取精，再進行人工授精或試管嬰兒。

婦產科，到底看些什麼？

　　過去一直很困惑，不知道為什麼大家那麼害怕看婦產科，到底是覺得我臉很兇？還是怕檢查很痛？其實，戴著口罩又看不到醫師的臉，比起看牙，內診的疼痛指數還比較低啊！

　　越想越納悶的我，有次試著將眼睛閉起來，想像我不是一個婦產科醫師，我對任何婦科檢查一無所知。下一秒竟然浮現出恐怖電影的場景，我在冰冷陰暗的內診間，下半身赤裸、腳打開，擔心著不知道等下醫師要做什麼？會不會痛？剛剛為什麼要問我一堆這麼隱私的問題？越想越害怕焦慮，我的身體開始顫抖，大腿不由自主的緊繃，根本無法放鬆，呼吸越來越急促，我真的只想抓著褲子逃離這裡。

　　「烏，產房接生，快！」電話另一頭急促的聲音把我從夢境中拉回現實。醒醒吧！妳就是婦產科醫師，當然不害怕看婦產科，但是一般女性呢？

　　因為大眾對於婦產科診間的印象總是既曖昧又神秘，在診間外的大家只能透過新聞偷拍女明星走入婦產科診所的背影、影視作品裡血血淋淋充滿尖叫的生產畫面、網路上大家看診的不

好經驗，甚至是談話性節目醫師有點輕浮的診間八卦，拼湊出一個不太優雅的樣貌。加上帶著和對自己身體、經期、孕期變化的不解與疼痛走進診間。如果運氣不佳，又遇上不對眼的醫師，那真是一場很難醒過來的惡夢。

為了化解這些因誤解造成的不安，減輕妳身體的痛與心靈的苦，在這個章節的最後一篇，我會以婦產科醫師和女人的雙重視角，詳細說明到底婦產科都在看些什麼、為什麼醫師要問這麼多，以及面對有點尷尬不舒服的情況時，妳又該如和應對。

有沒有性經驗重要嗎？為什麼這麼愛驗孕？

很多女生和我抱怨，一進入婦產科就好像在做身家調查一樣，醫護人員問東問西。有性經驗嗎？最近 3 個月內有發生過嗎？真的不可能懷孕齁？有時候否認了還被叫去驗孕，麻煩得要命。

我想強調的是，不是我們不信任妳，而是打開婦產科醫師教戰守則的第一頁就是：「當病人說她不可能懷孕時，請她去驗孕就對了！」

在住院醫師時期，我曾在超音波室接到一張照會單，上面寫著「月經沒來，多囊性卵巢年度追蹤」，接受檢查的女生身型微肉感，臉上又有些許青春痘，就是典型多囊的樣貌，看似是一個再平常不過的個案。殊不知，超音波探頭一放到肚皮上，我這才驚呆了！咦！怎麼找不到清楚的子宮內膜？哇！是

Baby 的頭在動，而且小朋友已經 5 個月大了！

　　仔細詢問後我才發現，原來她因為多囊性卵巢，經期一直很亂，常常好幾個月才有一次月經，原本都固定在醫院拿藥催經。但也就是因為月經亂，所以雖然最近有了男朋友和固定的性生活，卻還是認為自己不可能懷孕，醫師也沒針對這塊多加詢問。最後才會陰錯陽差，讓例行檢查變成驚喜（嚇？）的產檢！

　　此外，還有一種情況是把子宮外孕造成的不正常出血，誤以為是正常的月經，認定絕不可能懷孕，但這時候若不驗孕，就會延誤了治療。

　　因此，只要尚未進入更年期，曾和異性有性行為，有沒有「懷孕了」要用驗的，絕對不能用問的啊！

　　再來就是，只要有過性經驗（異性），就可能因男性生殖器進入體內導致感染、發炎。所以若出現下腹痛、發燒等感染症狀，就得把性行為造成的骨盆腔發炎放入診斷考量內。這就是為什麼醫師會詢問妳是否有性經驗的原因。

　　值得一提的是，有沒有性經驗和處女膜是否完整並無絕對關聯。舉凡劇烈運動、外傷等外力因素造成處女膜有撕裂傷，當然不能算有過性經驗。猶記在我青春期的年代，鄉野間流傳一句話，女生騎腳踏車要秀氣，不然第一次給了腳踏車墊，以後會被老公嫌棄。現在回想起來這種話真是滿滿的歧視，又氣又好笑。女生第一次性行為本來就未必會出血，更何況，只要

是兩情相悅做好避孕，是不是第一次根本不重要！

　　所以，若不確定自己的狀況算不算「有」過性經驗，還是要勇敢清楚地和醫師說明，醫師才能安排適當的檢查。好比「我有過性行為，但是對象是女性」、「我們嘗試了幾次，但因為太痛所以沒有真的進來」、「我們只有用嘴，生殖器並沒有進入」這些狀況下，處女膜可能仍完整，沒有撕裂過，如果需要內診檢查須使用較小尺寸的陰道擴張器，且仍可能導致處女膜撕裂流血，因此就需要個案溝通評估內診的必要性。

內診到底在檢查什麼？

　　「蛤！一定要內診嗎？沒有別的方式嗎？」

　　談到內診，每次遇到女生害怕的這樣問，我都會心軟一秒，想說是不是問診一下就好了。但理智立刻會把我叫醒。因為內診就好像心臟科用聽診器聽心音一樣，是無法被取代的基本檢查。內診包含了檢查外陰部，使用陰道擴張器（鴨嘴）將陰道張開，檢查子宮頸以及子宮是否有下垂；接著做觸診，醫師會左手中指及食指輕輕放入病患陰道內，右手置於病人下腹，經由雙手的親壓觸診確診子宮是否有發炎、產後收縮恢復的狀況，及是否有腫瘤（夠大才摸得到）。

　　所以不只是陰道發炎需要內診，肚子痛、陰道出血、產後恢復都會需要內診。

　　舉一個最常遇到的狀況是，反覆不正常出血，內診後卻發

無框身體

現血並不是從子宮裡流出來而是子宮頸長瘜肉，內診可同時切除，馬上就能解決問題，假設沒有內診，很可能就會誤判成月經失調，延誤了治療。

那麼既然無法免除內診，就讓我們試著讓檢查沒那麼不舒服。

我建議女性在看婦產科前，可先做好心理準備有可能需要內診，不用怕醫師嫌妳髒事先清潔會陰部，以免影響判斷。一般來說，會由女性護理師陪同進入內診間，自行脫掉內外褲。如果妳比較害羞，也可勇敢地說：「我不習慣人家看我脫衣褲，可以等我上內診台後再喊妳進來嗎？」

上了內診台後，會有隔簾隔著醫師的臉，請注意這時一定得有一名女性護理人員陪同。請記得全身放鬆，大腿不夾、不出力，屁股貼著內診床，嘴巴吐氣，避免緊閉雙眼或雙手出力，因為身體某處的用力都會使得陰道肌肉緊繃，增加疼痛指數。

以我為例，我會在放入陰道擴張器前，習慣性地碰觸女生的大腿安撫，如果需要比較長時間的治療，我還會刻意找話題和病患閒聊，以分散注意力。常常檢查完後，病人都會大呼：「啊！就這樣啊，好像沒有想像中的痛，那我剛剛不是白緊張了！」

所以，如果妳比較容易緊張，我會建議妳主動和醫護人員反應：「可以和我說說話，讓我不要那麼緊張嗎？」、「我不習慣別人碰觸我身體，做任何動作前可以先告訴我嗎？」

　　當然，並不是每次的內診都可以順利完成，我也曾遇過只是上內診台，女生就縮成一團、扭來扭去，稍微碰觸到身體，她就瘋狂尖叫。在過去我有時會產生些許不耐煩又深感無奈，心想：我也沒對妳怎樣啊！有需要嗎？

　　但隨著認識的人和聽過的故事越來越多，我漸漸了解，這樣的反應並不是她太敏感，也不是我太粗魯。而是她可能曾有過不好的內診或性經驗，甚至有被男醫師性騷擾的不好回憶，讓她對於內診有莫名的恐懼。即使都沒有，從小到大不那麼正確的性教育也深深影響每個女生，長輩總是勸告我們：「女生腿不要張太開，這樣看起來很隨便不檢點。」、「下面給別人看到很丟臉、羞恥。」結果現在卻反過來要被仔細地檢查下半身，一時之間當然轉換不過來，心理上覺得「怪怪的」，身體當然很難放鬆。

　　因此，我現在遇到這樣狀況，絕不會勉強完成檢查，先讓女生冷靜幾分鐘，如果真的無法檢查，那倒不如擇日再試。

　　所以，如果真的不舒服，妳可以堅定也冷靜地和醫師護人員說：「對不起，我真的還沒心理準備，可以下次再檢查嗎？」或許有些醫師會不耐煩或不愉快，不過那不重要，絕對不是妳的錯。反正醫師隔幾個病人就忘了，但對妳來說，勉強完成檢查，肯定會留下極差的內診經驗，造成揮之不去的陰影。

都是超音波，為什麼不能照肚子就好？

還有一件讓女性們納悶的事情是，去看婦產科，同樣是照超音波，為何有時候照肚子，有時又需要把探頭伸進陰道呢？

其實是因為，婦科的器官（子宮、卵巢）深埋在大腸、小腸和肚皮脂肪裡，除非肌瘤很大或產後子宮還沒回到骨盆腔，否則腹部超音波要通過這些「障礙物」看清楚有沒有細微的病變，相當困難。尤其是子宮後傾的女性，子宮的頂端又離腹部更遠了，照不清楚的比例就會越高。反之，將探頭放置於陰道，因為位置和子宮、卵巢很接近，就可以無障礙的看清楚更微小的組織，比如子宮內膜有沒有長瘜肉、濾泡是否成熟了。

另外，我還想澄清一點，懷孕中接受陰道超音波檢查，並不會影響胚胎著床和胎兒成長。探頭最長只碰得到子宮頸，不可能碰得到小朋友啦！尤其在早期要確認胚胎位置，排除子宮外孕，或是中後期確認子宮頸長度，陰道超音波的準確度都比較高呢！

只不過，和內診一樣，若無性經驗需要告知醫師，重新評估陰道超音波檢查的必要性。另外一種替代方式是，可靠漲尿，藉由膀胱內的液體當作超音波的介質，增加腹部超音波的準確率。

烏烏醫師來解答

Q：這些婦科檢查是在檢查什麼？有什麼不同？什麼時候去檢查最清楚？

婦科超音波： 可檢查子宮有無肌瘤、肌腺症，卵巢有無水瘤、巧克力囊腫，以上這些良性腫瘤診斷率不受月經週期影響。但如果是針對子宮內膜瘜肉，則選在月經剛結束 7 天內，較不受增厚的子宮內膜影響，較為準確。

子宮鏡檢查： 以內視鏡方式檢查子宮內膜（類似胃鏡）有無瘜肉、肌瘤、子宮中隔或沾黏，選在月經結束 7 天內較為清楚。

輸卵管攝影： 將顯影劑由子宮頸注入子宮腔內後，連續拍攝數張 X 光片，如果輸卵管暢通，可觀察到顯影劑流入腹腔內。反之則無，且可檢查出輸卵管是否有水腫。一般來説，會選在排卵日前檢查，避免懷孕胚胎暴露 X 光的風險。顯影劑 1-2 天內會自然被吸收，不會對胚胎造成影響，因此檢查完後的當月欲懷孕者也無需避孕。

PART
2

妳眞的懂月經嗎？

月經，陪伴妳大半人生的週期性變化

　　月經對女人來說是個又愛又恨的存在。它象徵女人的生育力、獨特性，卻也帶來許多束縛與不便。在父權思維主導的社會，月經常被視為禁忌、不祥、不潔的徵兆，也成為阻擋女性進入寺廟、主祭的理由。在印度、尼泊爾鄉間，月經甚至還被視為需要被隔離的「污染物」，女性因此不能上學，甚至得不到營養的食物。

　　台灣雖然沒有這些情況，但月經仍像是女性最早認識到的佛地魔，「它」有點神祕、不宜被公開討論，還得用大姨媽、好朋友、那個來、小紅、女人病、例假……來稱呼。當月經的顏色、天數和週期和身邊的人不同時，女孩們總是害怕之後會不好懷孕、老得快，甚至經期來時的食衣住行也變得綁手綁腳。

　　我還記得小時候初經來時，家裡長輩千交代萬囑咐，換下來的衛生棉要包好不能給其他人看到，非常不禮貌，經期來不可以穿白褲子，不然經血漏出來很明顯，羞羞臉啊大家都會笑妳。這樣的「諄諄教誨」深刻烙印腦海，因此每當經期來時我總會頻頻問身旁好姐妹：「幫我看一下後面，有沒有血沾到。」不然就是每節下課都去廁所檢查底褲，深怕淪為眾人笑柄。

　　直到當了婦產科醫師，某個在急診室的夜晚，我才從這個想法解放出來。當時我正處理一個子宮肌瘤大出血的女生，止不住的出血蔓延到她的外褲，沾到我的雙手，她慘白著臉和我說：「對不起，不好意思，弄髒這邊。」我不假思索地回了她一句：「這不是妳能控制的啊！經血又不髒，就是血啊，和鼻血不是都一樣！」

　　這句話安撫了她，也點醒了我自己。沒有月經就沒有生命的延續，經血一點都不髒，它還很神聖。

月經到底是什麼

　　所以，月經到底是什麼？別想得太複雜，月經是身體為了生育，從腦、卵巢、子宮做出的一系列週期性變化。

　　女性初經開始，每個月平均會有一個卵子成熟，在成熟的過程中，釋放雌激素，當卵子成熟後會破殼而出，剩下的「殼」會褪變成黃體，分泌黃體素。雌激素和黃體素，一個像磁磚，一個像膠水，一起製造出適合胚胎著床的子宮內膜。當黃體退化後（通常為 14 天，短於 12 天則為黃體功能不足），又沒有胚胎著著床時，賀爾蒙的濃度就會開始下降，子宮內膜沒了磁磚和膠水（雌激素和黃體素），會跟著剝落變成經血。

　　所以說，經血是供應子宮內膜養分的血管破裂後的血球組織，加上剝落的子宮內膜組織。它並不是毒素、髒東西，更不是排的量越多，代表身體越好。

　　女性的經血的總量，是取決內膜的厚度，厚度越厚，供應的血管越旺盛，經血就會比較多。假如妳長期疲勞、壓力大或時差造成雌激素分泌濃度低，使得內膜變薄就可能造成經血量變少。反之，因為脂肪細胞也會分泌雌激素，導致有些體脂過高的女性經血每次都爆量，當體脂稍微降下來時，經血就回到正常。

● 月經是這樣產生的 ●

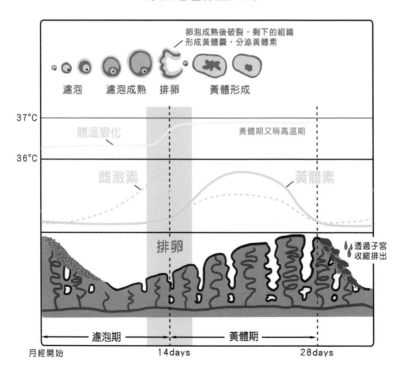

　　另外子宮收縮的力道和個人凝血功能也會影響經血的量。子宮收縮強血管止血快，總量就少，反之則多。凝血功能好血液凝固的快，經血量就少，因此凝血功能出問題的女性，好比血友病患，我們還會刻意使用賀爾蒙讓她們的經血變少，避免大出血。

　　以上都是個體狀況不同，造成經血量不一樣。所以當經血量變少，就是真的變少，並不是排不出來，畢竟子宮又沒有塞子可以擋住血排出來啊。

　　有人會擔心，經血量太少是否會造成不孕？這樣的說法只對了一半。因為月經量變少雖然是一種警訊，卻不表示一定會不孕。能否懷孕最重要的是有沒有排卵，當身體熱量不足、壓力過大導致無排卵時，經血量就會驟減，甚至因為太少、流速太慢變黑。因此，若在備孕中又發現經血變少時，可藉由量測基礎體溫（確定有高低溫起伏、高溫期大於 12 天）及利用排卵試紙確認是否有排卵，如果都正常則不用過度擔心。

　　經血量少和更年期提早報到也毫無關聯。當卵巢功能退化時，會影響的其實是卵子成熟的時間縮短，造成月經週期變短，而不是整體的量變少。例如，以前可能是 30 天慢慢縮短成 20 天，甚至一個月來 2 次。

烏烏醫師來解答

Q：什麼是排卵性出血？

當卵子成熟破殼而出時，雌激素的濃度也會改變，這樣的波動就會讓子宮內膜不穩定，有些人因此會有點狀、粉紅色斷續的出血。排卵性出血常發生在月經第 14 天左右，也可能伴隨排卵性的下腹疼痛、分泌物變多等情況。這樣的出血並不影響受孕，也不需要調經。

Q：月經來時排出血塊表示氣虛，身體不好嗎？

當然不是。因為這就是血小板發揮正常的凝結功能。當子宮內膜剝落時，如果子宮收縮發生得比較慢，經血在腔內就會凝集成塊、黏稠而不易順暢流出，等到收縮開始，才一次性的排出。其實就好像流鼻血一段時間後去摸鼻腔內緣，會發現一些細微小血塊一樣。子宮內的空間大，自然會有比較多血塊。

也有人會說血塊就是上個月沒排乾淨的經血，這種說法完全沒根據，因為就像瘀青一樣，血液在體內會自然吸收，不可能保存超過一個月。

Q：經血顏色越鮮紅表示身體越好？

沒有關聯。再次強調，經血就是供應子宮內膜血管剝落後的血球組織。因此經血顏色和血液裡的含氧量有關，也就是說靜脈血顏色比較深，動脈血顏色比較鮮，每次經血的顏色取決於破裂的血管裡動脈靜脈的比例，和身體健康無關。

另外，因血液中含有豐富的鐵質，所以如果經血的量少、流速慢，在子宮內時間長，會逐漸氧化、使得色澤變黯沉，甚至呈現黑色，看起來覺得像是不好的物質，但說穿了就是「氧化的鐵質」。

別擔心，月經來什麼都可以吃，什麼都可以喝！

看到這裡，妳應該就明白了，過去很多人警告女性經期要避免吃某些食物、多吃某些補品才能促進代謝，都是不了解生理機制所衍生的錯誤連結。好比有些人吃了促進子宮收縮的食物，如冰水或含咖啡因的飲料，就可能因子宮收縮變強，止血效果變好，而導致經血量變少。反之，吃到含有抗凝血功能的藥材，就會使血液凝固變差，經血增加，或是酒精飲料則是造成血管擴張，導致血量忽然增加。說穿了，這些都是自然的生理反應，只不過有些人差異很明顯，有些人不明顯罷了！實際上根本沒有傷不傷害子宮的問題，也沒有一定不能吃或者一定要吃的東西，只要妳沒有不舒服的狀況即可。

所以，月經來還需要特別「補」嗎？以現代醫學的角度來講，不需要。

正常來說，生理期的平均出血量約 80c.c.，比單次捐血少上許多，只要造血功能正常，無須刻意進補，身體就能自動將流失的血液補回來。

很多人會覺得需要在月經結束後進補，主要是因為經期來時，因雌激素低會影響到肌肉恢復、免疫力和情緒。因此容易感冒、尿道炎、疲倦，感覺特別「虛」。又可能因經痛，刺激交感神經造成手腳冰冷，認為需要「溫補」一下。但其實，賀爾蒙起伏本來就是人體正常變化，隨著下次週期卵子成熟，雌

激素濃度漸漸升高，不用額外調理，這些症狀就會改善。

也有人說，各式補品又不貴頂多無效，喝喝看也不吃虧。話雖如此，很多人卻為了該不該喝、什麼時候喝，而徒增許多煩惱。舉例來說，上網搜尋「四物」這個關鍵字，就會發現各家說法不一，好比有肌瘤可以喝嗎？備孕可以喝嗎？經血還沒完全停可以喝嗎？在門診或是講座上，我也時常被問到類似問題，也曾遇過因放置子宮避孕器而月經沒來的病人，苦惱這樣到底何時該吃補。

我想說的是，既然學理上必要性不高，若有疑慮那乾脆就不要吃，豈不更輕鬆自在？更何況，很多市面上販賣的四物飲僅是一般的保健食品，根本也不是中醫師開立的處方。另外，最令人無奈的是，有人竟把不孕、流產的原因歸咎成是女生過去經期沒有好好吃補、保養，希望大家可以明白，這都是毫無科學根據的說法！未免太過度延伸，亂扣帽子，其實經期有沒有進補或保養，跟會不會不孕、流產完全沒有關係。

烏烏醫師來解答

Q：月經來可以洗頭嗎？

我曾經遇過女生問我，到底怎樣算月經的第一天，見紅就算嗎？滴一滴咖啡色的血也算嗎？這樣她才能知道什麼時候可以洗頭。

我承認第一次聽到這個疑問時，好幾隻烏鴉從我身後飛過，仔細詢問後才發現，從小她的媽媽就交代月經來時洗頭，經血會排不出來、子宮會老，所以千萬不能洗頭。

上網查了相關資訊，我才發現原來傳統醫療指出頭為諸陽之匯，子宮為任脈之始，洗頭會造成血液集中在頭部，影響血流，使得月經排不出來，所以經期來不可以洗頭，避免傷身。這個說法真的是過度延伸，洗澡洗頭時，為維持體溫，確實會有較多血液分佈到身體表面的微血管，周邊血管擴張，這時供給子宮的血流量變少，經血量自然就會稍微變少，是很正常的生理現象，所以，哪有什麼經期不能洗頭的道理呢？當然可以洗頭。

其實這就像冬天，老人家或有心血管疾病的人洗熱水澡，血流分散在周邊血管，容易造成回心的血量略微下降，就有可能會觸發心肌梗塞、中風等風險，單純只是血流分配的問題。更何況這些反應都是暫時的，如果真的這麼神奇，那經血過多、

子宮收縮不良產後大出血的病人都抓去洗頭就好了啊！

　　我想強調的是，當這些迷思深深困擾妳的時候，可以試著回頭想想月經對身體的意義，它不是排毒，量少就是製造得少，並非排不出去，就算這個週期比較少，也不會有任何毒素積在子宮裡面，而影響健康。

卵子成熟時間不同,月經週期就會有變化

我在門診常遇到女性覺得自己月經週期從 28 變成 35 天,或一個月來兩次,擔心身體出狀況、影響生育功能,希望來「調經」。

不過,其實月經失調有時候是生活作息改變後的正常現象,未必是身體哪個器官出了問題,不一定需要調經,可以先觀察自己的狀況。

因為月經週期取決於卵子成熟的時間,和下視丘的功能,因此,一旦下視丘受到其他因素的影響,像是當身體有壓力,好比考試、換工作、日夜顛倒或是減肥速度太快,都有可能改變這種激素的濃度,進而導致卵子成熟時間改變、使得月經報到時間不同,因此週期長短從 21 天到 35 天都算是可接受範圍。

而且也不用擔心月經週期過短,卵子會太早排光,造成停經。因為女性出生時的卵子數目約有 200 萬,而終其一生所排出成熟的卵子也只有 400 顆上下,並不會因為某幾個月多排了幾顆卵,就把庫存的卵子提早用光,讓更年期提早報到,大部分的卵子都是還來不及成熟就隨時間而萎縮。

因此該不該調經,還是要看當下的需求。假設只是認為月經規則才表示身體健康,希望可以靠藥物讓月經規則,那還不如回頭去檢視自己的生活作息、壓力來源,以及熱量是否短缺,才是真正治本的方式。但若剛好有避孕需求,或近期有出遊或玩水計畫,擔心月經忽然來,那就可靠服用避孕藥調經,同時

避孕，一兼二顧。

　　此外，特別說一下，經期也不是一定要標準的 7 天。經期時間型態不同，主要是取決於子宮收縮和頻率。有些人子宮收縮比較強，單次收縮排出的血量就會比較多，經期也比較快結束。此外，像是運動、長時間站立或是刺激性食物（辣或冰的）也會促進子宮收縮，使經血比較快排出。反之，收縮不頻繁，排出量就相對少，經期天數也會拉得長。這就是很正常的個體差異，沒有所謂好與壞。也就是說月經時間的長短可以從 3 天到 10 天都是正常的。

　　不過，假使妳的經期長度、型態突然發生轉變，例如超過半個月、一個月都在滴答出血，那我還是會建議妳去看婦產科門診，排除瘜肉、肌瘤等問題。下一篇我們就來詳談，若是月經失調需要就醫，可以怎麼做。

烏烏醫師來解答

Q：打 COVID-19 疫苗會影響月經？

因應現今（2021）疫情與陸續的疫苗施打，身邊許多女性朋友反應，打完 COVID-19 疫苗後發現月經遲到了好幾週或是提前來；也有人打疫苗時剛好遇到月經期間，打針後經血爆量、經痛變嚴重，或月經竟然提前結束了！

其實，不分施打廠牌，國外的女性也有出現類似狀況。雖然尚未有期刊針對這點做研究，不過我們仍可根據月經和疫苗的原理去解釋為何疫苗會影響月經週期。

首先，影響月經週期最大的因素還是壓力，當壓力指數上升時，體內賀爾蒙會發生改變，進一步影響排卵規律性，導致月經遲到或早來。很多人在打疫苗前看了不少有關疫苗的負面心得和媒體過度渲染的報導，擔心自己副作用劇烈而戒慎恐懼，再加上半夜喧鬧的救護車，根本好幾個晚上輾轉難眠，作息失調，當然月經跟著混亂。

再來，子宮內膜本身也含有免疫細胞，因此疫苗產生的發炎免疫反應會讓內膜的免疫細胞產生反應而剝落，造成經血量變多或非經期出血。一項統計數據就發現，感染 COVID-19 病毒的女性也會出現月經異常，甚至停經後出血的狀況。由此可見，免疫發炎反應確實會影響月經週期。

至於打完疫苗後月經為何提早結束，極有可能是因打完疫苗後開始發燒，大量血液分配到皮膚散熱，子宮血流相對變少，月經量當然跟著變少。這種影響在一般感冒發燒時也會發生，不用擔心是不是月經排不出來。

我還是要強調，這些症狀都是暫時的，對整體健康並不會有影響，當然更不會影響受孕甚至導致日後不孕。注射疫苗後，如果經痛嚴重、發燒其實就照一般處理服用止痛和退燒藥物。當然，若感到燥熱不舒服想配冰水服用也是絕對安全。

另外，過去認為 AZ 疫苗會增加血栓風險（40 歲以上 10 萬分之 1，40 歲以下 5 萬分之 1）因此建議有在服用避孕藥的女性需停藥一個月後再施打。不過，隨著各種研究更新發現，疫苗造成血栓的主因是免疫反應，和避孕藥受賀爾蒙影響造成的血栓機制不同。因此各國疾病管制單位已經將此建議刪除，也就是說打疫苗前不分廠牌，不需要停用避孕藥。

不過我也要提醒，如果打疫苗後月經超過一個週期沒來，還是得先驗孕或安排相關檢查，就算真的懷孕了也不會對胚胎造成影響，不分廠牌第二劑仍可如期施打。

總結來說，即使施打疫苗會對月經週期造成影響，但仍可安心施打且不需要迴避生理期。

月經消失了？

　　雖說月經失調、偶爾沒來大多只是身體短時間壓力大、作息改變下，卵巢暫時罷工的反應，不會影響長期身體健康，更不會影響日後懷孕機率。

　　只不過有些狀況，月經竟然消失好幾個月，這時候如果不詳細檢查，就可能誤判情勢，甚至影響到身體其他器官。

減肥過頭，卵巢會罷工

　　我就遇過一個月經超過半年不來的健身女孩，她嘗試了許多水藥、溫補食品。中醫也建議她停掉最愛的冰檸檬水，注意小腹保暖，炎熱夏天她只敢喝熱水和薑茶，她的一句：「烏醫師，我汗都要流光了，月經怎麼還不來？」讓我至今印象深刻。詢問了她的飲食和運動目標，才發現她之前參加線上體態競賽想要追求粒粒分明的六塊肌，即使體重、體脂都在正常偏低的範圍，仍拚命減脂，天天有氧加重訓。雖然一日三餐看起來都是健康的原型食物，但怎麼算熱量就是不夠，長期熱量有嚴重缺口的狀況，卵巢當然搶先罷工，不排卵當然月經就越來越少、

越來越不規則，到最後月經甚至不來了！這種下視丘停經的狀況假設不增加熱量攝取，調整瘦身心態，光靠多高貴的補品和繁雜的飲食禁忌，當然不可能改善。還會因為長期賀爾蒙低落，造成失眠、心情差、骨質疏鬆等問題。

其實不只是熱量不足造成的下視丘停經。有許多會造成月經失調的疾病，無法單靠中醫做出正確的診斷，好比腦下垂體腫瘤造成泌乳激素過高影響排卵、多囊性卵巢合併胰島素敏感度下降、男性賀爾蒙高，都需要抽血以及糖尿病測試，透過現代醫學的儀器（核磁共振、超音波、抽血）做出診斷。

正確診斷，是改善月經失調第一步

當然，西醫雖坐擁許多診斷工具，但有時也會誤判情勢。前述的那個健身女孩案例，她也曾看過西醫，在婦科超音波下發現很多小濾泡，結果醫師直接判定她是多囊性卵巢，請她要多運動、健康飲食，她當下心中滿是問號，還反問：「難道我動得還不夠，吃得還不夠健康嗎？」

其實，熱量不足造成的下視丘停經，在超音波下看起來都會和多囊性卵巢一樣，有許多正在休息的小濾泡，因此光靠超音波影像並不能正確區分這兩個疾病，還得藉由抽血數值做出鑑別診斷。

假設確診為多囊性卵巢，治療上除了建議病人健康飲食、瘦身外，要給予黃體素或催經藥，避免身體因長期不排卵，雌

激素、黃體素不平衡的狀況下，增加子宮內膜病變的風險。

因此，我常提醒自己，診斷月經失調就好像檢察官辦案，千萬不能看到黑影就開槍，好比看到體重偏重的女生就直接診斷多囊性卵巢。一定要完整的問診、蒐集資訊後，才能下診斷。因為正確的診斷，才是改善失調的第一步也是最重要的一步！

就醫前，妳可以這樣做

假如妳月經好幾個月沒來，經血越來越少，懷疑自己有月經失調的問題，就醫前我會建議妳至少記錄半年以上月經週期，當然能同時驗排卵更好，因為月經混亂掉最常見的原因就是沒有排卵。假設妳正在備孕，醫師就能直接開立排卵藥先解決問題。

當然，給予任何藥物之前，都得先驗孕！我就遇過好幾次，經合格中醫把脈後診斷為氣虛、月經失調，吃了好幾週中藥調理才發現根本已懷孕的個案。雖說懷孕吃中藥並不一定會影響胎兒，但仍平白無故讓孕婦多添煩惱，而且多花了不必要的錢不是嗎？

另外，若妳近期採用特殊飲食，比如低碳、斷食、水煮餐，或運動量大增，聽起來都很健康，但仍要主動告知醫師這樣的改變。因為不管是熱量過低、飲食失衡（碳水或油脂過度缺乏）都會影響女性賀爾蒙的分泌，造成月經失調。此外，部分藥物（如抗憂鬱藥、抗組織胺）或疾病（自體免疫）都有可能影響

月經週期。

　　當妳完整呈現相關資訊給予妳的醫師，在他詳細問診後，醫師除了安排子宮、卵巢超音波以外，必要時也會抽血檢驗男性、女性賀爾蒙、甲狀腺素、泌乳激素，雖然稍嫌麻煩，但這些都有助於醫師做出最正確的鑑別診斷，給妳合適的治療，幫妳找回鬧脾氣的月經。

烏烏醫師來解答

Q：什麼是多囊性卵巢症候群？

多囊性卵巢是一種常見造成女性月經失調、不來的內分泌疾病。它的主要機轉目前有很多說法，好比卵巢基因錯亂，胰島素拮抗導致男性賀爾蒙分泌過高造成不排卵，另外也會受到後天肥胖、缺乏活動量影響，增加發病機率和嚴重程度。一旦因賀爾蒙分泌不平衡造成不排卵，許多不成熟的卵子在超音波上看起來就會呈現珍珠狀，因此多囊性卵巢症後群才會稱為「多囊」。

多囊的診斷標準有點複雜，通常是女性先注意到月經混亂甚至不來，開始冒痘痘或體重上升，才來就醫。要符合診斷需要以下三個條件滿足兩個：1、月經半年來少於 4 次；2、男性賀爾蒙過高；3、超音波同一切面有大於 10 顆濾泡。

我也要特別提醒，因為能量不足的下視丘停經在超音波下也會看起來有很多小泡泡，所以常被誤判，因此在診斷多囊前，一定要先排除下視丘停經，因為兩個狀況的治療方式大不同！

要改善多囊，除了使用賀爾蒙藥物讓月經規律以外，最重要的還是健康飲食、規律運動，改善胰島素敏感。另外我也要提醒，多囊的女生雖然排卵不規則，但仍可以自然懷孕，所以千萬不要因為月經不規則就不避孕喔！

經痛不是病

　　我一直認為「牙痛不是病，痛起來要人命」這句話並不正確。應該修正成經痛不是病，痛起來要人命。因為牙痛有可能是蛀牙、牙齦炎造成，牙痛就是病啊！但是經痛就不是了，經痛往往就是單純的痛，不是什麼子宮不好、婦科不好，更和氣虛不虛毫無關聯。

經痛，是一種生理現象

　　我們前面談過，隨著雌激素、黃體素濃度下降，若沒有胚胎著床，子宮內膜就會開始剝落變成月經。這時，身體同時會分泌一種叫做「前列腺素」的賀爾蒙，這個賀爾蒙會藉由刺激子宮收縮，排出經血，同時引發疼痛。此外，當子宮收縮的腔內壓力大於血壓時，會使血液流不進去子宮，造成子宮短暫的缺血性疼痛。

　　就是以上這些正常的生理現象，會讓超過一半的女性產生經痛，只是疼痛程度因人而異，主要是受到前列腺素濃度、經血量多寡和個人耐痛性所影響。也就是說經血量越多，前列腺

素濃度就會越高，當然也就會更痛。但當然也有人天生神經分佈較少，對痛覺遲鈍，也就不容易經痛。

經痛時，骨盆周圍痠痛、腰痠、脹氣、腹瀉等狀況也會因前列腺素的刺激而產生，這些都算是生理期的正常反應。也有部分女性經痛時，同時手腳會冰冷、冒冷汗、嘴唇發白，甚至痛到暈過去，這其實是因為疼痛過於劇烈，刺激到交感神經，使得周邊末梢血管收縮所造成，其實也是一種正常生理現象，就好像有人吃壞肚子會絞痛到手腳冰冷，或者心絞痛時會狂冒冷汗一樣。

至於怎樣的經痛不算是生理正常反應呢？一般來說，經痛和經血都是一起出現，越多越痛。假設在見紅前就出現明顯且劇烈的疼痛，或是各種止痛藥都完全無效時，就需要至門診接受婦科超音波檢查，看看是不是長了子宮肌瘤、巧克力囊腫，或是有子宮肌腺症。

冰水並不是萬惡的敵人

雖然說經痛是一種正常的生理現象，不過，這種生理反應卻常常讓大家誤以為經痛的人就是氣虛、體寒、身體差，需要好好進補。

所以呢，這樣的說法就出現了：「我如果喝冰水，經痛會更痛、更嚴重，所以喝冰水容易傷子宮？」

說真的，把喝冰水等於傷子宮，真的是扯遠了！本來就經

痛的人，喝冰水的確可能會更痛，因為根據熱脹冷縮原理，冰水會造成血管、肌肉短時間收縮。反之熱敷、喝溫水則可緩解這種痛感。

另外，因為冰水會讓血管暫時收縮，因此有些人會發現喝完冰水接下來的幾個小時經血量會驟減，那也是因為血流本身減少的關係，並不是月經排不出來。甚至也有人瞎扯「月經喝冰水，會讓月經積在子宮內變成長肌瘤」，我還是要再強調一次：月經不會排不出來，而且月經就是血，即使排得慢身體也會像吸收瘀青一樣把經血吸收掉，不會形成肌瘤。

所以，如果妳經期間喝冰水不會痛，就放心繼續喝吧！

喝冰水會傷子宮是毫無根據的。歐美國家甚至也會讓產婦產後立即補充冰水、吃冰淇淋，因為早有研究指出，耐力運動後補充冰水，對於減輕疲勞、幫助恢復的效果比溫水好，而生產就是最劇烈的耐力運動啊！

除了喝冰水傷子宮這種說法，妳一定也聽過這種延伸：「喝冰水會不孕！」我就曾聽聞有位新婚好友和我抱怨，她在茶水間喝冰水卻被同事阻止，並立刻告誡：「這樣小心會不孕！」其實個性內斂的她當時早已經懷孕，卻只能笑笑地點頭。

其實，喝冰水真的不可能會造成不孕，當然也不會影響胎兒，更何況，冰水到胃裡早就不冰了啊！

除了以上，我也想特別破解一個迷思，我曾聽女性說：「我

男友說，歐美的女生常喝冰水，所以她們身材都比較大隻，小腹也比較消不下去，叫我不准再喝冰水了！

聽到這，我真的很想幫冰水大聲地的問一聲：「我到底做錯了什麼？」其實會有這種說法，主要是有些人誤以為喝冰水會讓子宮受寒，身體得召喚更多脂肪來保護子宮，因而讓小腹消不去。但其實人身體是恆溫，即使喝下去肚子會感到冰涼，也不會影響體溫，而且脂肪分布多寡是基因決定，和食物溫度並沒有關係。說真的，相對於男性，女生天生皮下脂肪就比較高，尤其到了更年期後脂肪又容易堆積在下腹，如果飲食習慣不好又缺乏運動，當然小腹很難消，跟冰水並無關聯。

舉一個跨國際的例子，妳想想，我們在日本或韓國用餐，餐廳總是會奉上一杯冰水，也沒觀察到日韓女生比較「大隻」啊！開玩笑的說，如果靠喝冰水就可以變大隻，那很多人幹嘛還健身練得如此辛苦？！

止痛藥這麼有效，為什麼不敢吃？

其實，痛就是痛，當經痛時，排除真正因「病」產生的疼痛後，吃止痛藥就可快速改善疼痛，根本不用想太多「原因」來解釋，甚至限制自己什麼不能吃、什麼不能喝。

不過，當我在門診確定病人沒有長任何腫瘤，單純是生理性經痛後，卻還是得苦口婆心地勸她們可以吃止痛藥，實在是無奈又心疼。

因為不少人寧可忍到最後一刻、痛到影響日常生活才願意吃藥，甚至痛到冷汗直流地抱著肚子問我：「真的可以吃藥嗎？會不會傷身、傷子宮、造成日後不孕？」就算我一再説明，按照劑量服用非常安全，還是覺得「能不吃就不吃」，希望盡可能靠自己撐下去。

為什麼大家這麼害怕、排斥止痛藥？以我的觀察和理解，應該是以下這些原因：

1、西藥傷身？

首先，台灣洗腎人口一直高居不下，而濫用消炎止痛藥是常見洗腎的原因之一。很多衛教文章常會提醒民眾不要亂吃止痛藥。雖然文章內容是針對三高、慢性腎臟病族群，在不確定診斷下自行連續或長期服用止痛藥，但民眾有時候就會把這些衛教資訊簡化成「止痛藥、洗腎、傷腎」等關鍵字，再加上社會普遍又根深柢固的認為「西藥傷身」，認為每吃一顆止痛藥就對腎臟多一分傷害，有疼痛盡量能忍就忍。

甚至也曾有錯誤的報導指出普拿疼會殘留在身體長達 2 年，天阿！如果真的是這樣，那不就是吃一顆止痛藥，可以不痛 2 年？！很可惜的是，即使後續很多專家學者作出澄清，但大家的印象還是停留在「止痛藥會殘留、排不掉，盡可能不吃」的錯誤印象。

但其實，在腎臟功能正常的狀況下，每個月吃 2、3 天止

痛藥根本不可能傷害腎臟，更不會傷身。只要本身沒有腎臟疾病、胃潰瘍病史，經期來時，在有疼痛預兆時服藥，是相當安全有效的。強忍著不吃藥不僅影響日常生活，還很容易因此產生負面情緒，對身心產生的影響更不好。

　　有許多商人會利用女性不喜歡吃止痛藥的想法見縫插針，強化吃西藥、止痛藥很傷身，甚至無限上綱成吃止痛藥會讓經血排不出去、傷子宮、不孕等說法，推銷各種保健食品或飲料，暗示大家得靠特定產品「養宮、暖宮」補身體，就不用吃止痛藥。問題是，這些來路不明的產品根本沒經過長時間、大規模的檢驗，和止痛藥比起來危險性根本高上許多。有時廠商賺飽一筆就消失得無影無蹤，萬一吃出問題，根本找不到人負責，妳敢吃嗎？

2、止痛藥成癮？

　　另個原因，是許多人會將止痛藥和成癮、依賴連結在一起。首先要先釐清一下，免除疼痛是人的基本生存需求，藉由藥物緩解有影響到生活的疼痛，是滿足需求。至於成癮則是指疼痛感消失了，仍然強迫性地想使用藥物，不使用就會出現一些戒斷症狀，好比不安、打哈欠、焦慮。

　　事實上，每種止痛藥的藥理機轉不同，而經痛最常使用的普拿疼（乙醯氨酚）與非類固醇消炎藥（NSAID），前者主要是單純只解熱鎮痛，沒有消炎效果，後者則是藉由抑制前列腺素的分泌來改善疼痛及抗發炎，兩個都不具有成癮性。常見容易

成癮的止痛藥，主要是嗎啡衍生物的製劑，這些藥物多半是針對開刀急性、癌症病患、慢性疼痛等患者，屬於管制藥品，市面上根本難以取得。玩笑說一句，假如只是經痛吃止痛藥就會成癮，那成癮的勒戒所早就被年輕女生擠爆了啊！

3、止痛藥會有抗藥性？反而讓經痛更痛？

　　對止痛藥的排斥，也有人反應是因為：止痛藥似乎越吃越沒效，越吃越多顆，身體是不是對止痛藥產生「抗藥性」？其實，這通常是因為年紀增長、生活壓力劇增、活動量變少恰好導致疼痛加劇，並非止痛藥導致。在門診最常遇到的案例就是學生時代至少還有體育課稍微活動一下筋骨，變成上班族後每天坐在辦公桌前加班，根本沒有運動，下半身血液循環越來越糟，經痛才會變厲害，也就是說是隨著年紀或是生活習慣變化讓症狀變嚴重了，並不是止痛藥變沒效或者吃藥害妳變嚴重的。在此也特別說明，所謂抗藥性，主要是指細菌為了反擊抗生素做出基因變異的生存手段，但並非任何藥物皆會有抗藥性。

4、耐痛是美德，可以訓練？

　　最後，我認為從小到大我們就時常被教育吃苦耐勞是美德、被灌輸忍痛是有意志力的表現，無法忍痛就被定義為失敗。甚至還有人說，反正生小孩也會痛，現在經痛忍著不吃藥剛好就是練習忍痛啊！這個說法根本大錯特錯。因為經痛並不會像

肌肉痠痛修復後，身體會向上適應；更不像失戀後心痛，下一個情人一定會更好。經痛就是純粹的痛，不會讓妳變得更不怕痛或是更強壯。而且，現在生小孩根本都有減痛分娩的麻醉技術了！根本不需要忍耐。最何況，也不是有子宮就非得要生小孩，妳絕對完全有權利選擇不生，更可以選擇不要痛。

雖然痛就是痛，不過妳可以這樣做

當然除了藥物外，還是有許多可以調整生活作息的方式有助於緩解經痛。好比經期時使用熱水袋熱敷下腹促進血液循環，另外也有部分研究顯示維他命 B、維他命 E、鈣、鎂對緩解疼痛有幫助，因此無論如何，均衡飲食，各項營養素吃夠對改善經痛的確有效。

至於最多人說的，規律運動可以藉由促進血液循環，增加血流量來改善經痛，不僅很多文獻證實有效，在門診也許多女生和我分享，運動後真的比較不痛了！我個人經驗則是，在我開始規律慢跑前，以前生理期如果忘記吃止痛藥，常也會痛到縮在床上，抱著肚子呻吟。但隨著運動習慣建立，不敢說完全不痛，但就是從痛到爆炸改善成隱隱作痛。

不過我還是要強調一點，每個人生理期分泌的賀爾蒙濃度不同、對疼痛的感受度也不一樣，有些人作息混亂、完全不運動還是從不經痛。相反的，有人即使嘗試過眾多方式，仍需要使用止痛藥，這不表示這些女生就比較不勇敢、不堅強，或是

做錯了什麼事。雖然有時候是出於關心，但這些檢討式的言語，好比「妳就是愛吃冰才會痛。」、「平常沒有保養好，作息亂才會痛。」不僅對止痛無效，反而會刺傷女生們的心！

我曾在一場月經教育講座上，傳遞以上的知識後，被問了一個頗有哲學意境的問題：「烏烏醫師，我了解經痛的醫學原理後，知道可以放心吃止痛藥了！但到底為何身體的設定要讓女生痛呢？這個『痛』有什麼好處嗎？」

先說結論，完全沒有好處。經痛就像許多人生困境一樣，毫無意義、令人心煩，倒不如別再糾結背後的原因，找一個實際的方法讓自己輕鬆過。

而且困擾著女性的有時候不單純只是「痛」這個感覺，而是背後各種框架與迷思，甚或是莫名的指責。「妳常常經痛就是身體不好啊，婦科不好。」、「這麼常經痛，我以後會不會不好懷孕？」、「哎，一定是你妳〇〇了，才會痛，不然別人怎麼沒那麼痛！」因此這些言論，「經痛」就昇華成對自己身體健康的懷疑，甚至是對未來生育的莫名擔心。痛夾雜著不安與焦慮，痛不再只是一個感覺，而是一種巨大的負面情緒。

我還記得自己初經來後的第二年就開始為經痛所苦，當時掛號檢查做完超音波時，醫師很冷靜的說了一句：「40% 的女性有原發性經痛，吃藥就好，沒什麼。」在沒有 Google、社群，更沒有五花八門的保健暖宮食品的年代，這句話因此深刻的烙印在我心中，也更深刻的讓我體認到：痛就是痛啊！就算別人

不痛，也不表示自己有問題。面對疼痛，別想太多，讓自己舒服一點就好。

　　直到我念了醫學系，成為婦產科醫師，至今我都還是很感謝那個堅定的前輩，以及那個沒有網路的年代，讓我充分相信自己的身體，接納自己的症狀，放心地利用科學方法解決自己的困擾。

　　經痛可以靠止痛藥、熱水袋來緩解，但在這個資訊爆炸、說法不一的網路網路年代，各種因為痛而衍生的徬徨不安，就得靠著系統化的月經知識來化解，藉由知識分享，我希望把我當年那份安心傳遞給大家，希望妳看了文章後能將這些知識內化成自己的信念，更接納自己的身體，了解每個人都是如此的與眾不同，少一點懷疑，多一份同理。

烏烏醫師來解答

Q：我一吃止痛藥經血量馬上驟減，是不是止痛藥影響賀爾蒙，還是它有什麼機轉讓月經排不出來？

　　經痛的首選止痛藥——非類固醇消炎藥（NSAID）除了止痛消炎，還能靠抑制前列腺素的作用，使子宮內的血管收縮，同時促進血小板凝集達到止血的作用，因此這類的止痛藥同時也會減少經血量。在門診有時候遇到經痛、量又多的病人，醫師都會開立這類的止痛藥，一兼二顧。所以，經血只是製造得比較少，並非排不出來！

Q：月經來吃巧克力止痛又不易發胖？

　　對一半。有些人吃巧克力真的會減輕疼痛，是因巧克力會刺激腦內啡分泌，當妳心情愉悅，自然就比較不痛了！再加上有研究指出經痛和低血鎂有關，澳洲甚至將高劑量的鎂離子（300mg）當作治療經痛的藥物，而巧克力又剛好含有鎂，因此可稍稍緩解疼痛。

　　但月經來吃甜食不容易胖，就是無稽之談了。巧克力畢竟是甜食，吃多容易造成血糖起伏並累積脂肪，若要補充鎂，不妨從較天然的香蕉、堅果、五穀雜糧、菠菜中補充。

惱人的經前症候群

經前症候群是一個比起經痛更惱人的存在。

之所以更令人困擾，主要是因為症狀變化多端，個體差異又很大，從情緒到食慾變化，從頭痛到下肢水腫，有人完全無感，也有人低落到憂鬱。正因如此，在過去經前症候群常被扭曲成「部分女性藉故生理期愛裝病」，甚至只要有女生憤怒、生氣，表達意見，就會被輕蔑的用「妳是月經快來，所以毛多？」來回應。污名化加上被輕視，因此過去關於經前症候群的治療研究極少，很多女生也因此誤認是自己不正常、毛病多，甚至症狀已經嚴重到影響生活，又怕被認定成裝病而不敢討論、不敢講。

為此我還特意在社群發問，希望大家提出自己經前的各種不適，沒想到回應非常熱烈，各種症狀排列組合如雪片般飛來，多到讓沒有經前症候群的人反過來擔心自己才有問題。

為什麼會有這種差異？這是因為女性的賀爾蒙會隨著生理期變化，每個人對各種賀爾蒙的反應又有差異，才會造就「一人一種經前症候群」的現象。

月經來前的一週，體內各種賀蒙濃度漸漸變低，再加上黃

體素濃度比雌激素來得高，身體特別容易水腫、腹脹、體重也跟著上升。另外當雌激素下降時不僅免疫細胞被抑制、功能變差，特別容易皰疹、感冒、陰道黴菌感染發作，注意力也相對不集中。再加上體內可抑制疼痛、讓心情愉悅的血清素，也會隨著雌激素濃度衰退而下降，因而引起頭痛、乳頭痛、憂鬱、低潮、負面情緒等症狀。如果是皮脂腺較旺盛的人，還會受到男性賀爾蒙升高影響，下巴狂冒無敵大痘，若是有子宮內膜異位症（巧克力囊腫、子宮肌腺症）的人更可能從經前就開始腹痛、骨盆痛。

● 經前症候群來自賀爾蒙濃度變低 ●

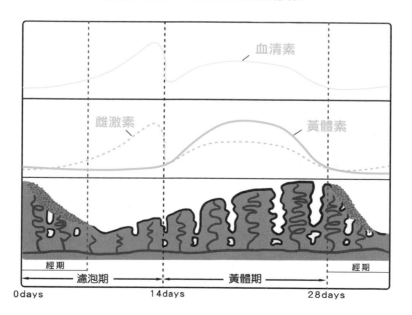

經前症候群的治療沒有標準答案

關於經前症候群的治療，先說結論。方式很多，但都未必有效。

以症狀治療來說，頭痛醫頭，因此可服用止痛藥；腹脹可吃消脹氣、健胃整腸藥物；長痘痘可吃抗生素、擦藥膏。由於經前這段時間免疫力較差，因此睡眠充足、避免吃油炸、高升糖、精緻澱粉等易發炎食物也都會對減緩這些症狀有幫助。有人還發現經前減少咖啡因攝取，可以改善頭痛症狀，但相反的也有人一戒咖啡反而痛得更厲害。

另外也有部分服用研究指出，使用植物性黃體素聖潔莓、B群、鎂等保健食品在部分人身上有效果，是可以試試看，但不保證有效的產品。

如果要說目前最有效的治療方就是口服避孕藥，抑制身體自發性的排卵，讓雌激素和黃體素起伏不要太大，希望能從根本去改善經前症候群，只不過，有些人對避孕藥的副作用明顯，吃了反而情緒波動大、水腫、脹氣更明顯。

所以說，經前症候群的治療好像與伴侶的相處，需要滾動式調整，見招拆招，並沒有標準答案。

就算是醫師，也需要對抗經前症候群

先說說我自己的方式，身為一個強壯的婦產科醫師，我同

時也是深受經前症候群所苦的女性。青春期開始，又痛又會爆膿的痘痘總在見紅前冒出，隨著生理期結束慢慢消退如此週而復始。我試過抗生素、去角質、果酸換膚、無數種抗痘產品、看過無數個皮膚科醫師，也曾被質疑過是男人婆所以男性賀爾蒙過高、吃太油、身體毒素多才會長痘痘，即使當時我已經是醫學生，對於這個說法也無從辯駁。終於在大五皮膚科見習時才知道，我是因為對經前男性賀爾蒙波動敏感，才會在月經來前大冒生理痘，這種經前症狀服用第三代避孕藥的效果很好，至此一顆小藥丸解決了我三項需求：治痘、止痛、避孕。

避孕藥陪了我好幾年的時光，但隨著當上住院醫師日夜顛倒的值班，忘記服藥的日子越來越多，後來索性停藥，和痘痘和平共處。直到 30 幾歲愛上跑馬拉松，為了避開經期，又想起我的老朋友避孕藥，沒有想到同樣牌子，這次的副作用極大，噁心、暈、漲，根本無法配合服藥。再加上隨著年紀越大，我的經血量越來越多，經痛吃止痛藥效果變差，檢查後才發現原來我有子宮肌腺症，由於不打算生小孩了，評估利弊後就決定放蜜蕊娜。

過了半年身體適應期，經血量多的問題慢慢改善，月經只剩下原本的 10 分之 1，血紅素恢復正常，經痛也大幅改善，而且意外發現經前的胸脹、腹脹也跟著改善。只不過，經前痘痘、體力的下降和情緒的起伏倒是沒有起色。不管是跑步、肌力訓練，只要到了這段時間，我的體能就是會明顯下滑，甚至有時候會癱軟在床上完全不想去練習，也無法靜下心來寫文章看

書。假如剛好遇上要值班的星期日，心情更是盪到谷底，認為自己很委屈值了多年星期日，錯過了無數次聚會和活動。就這樣週期性的低潮，生氣自己體力無法發揮，質疑自己偷懶，甚至怪罪自己很沒用，無法控制這些負面情緒。

終於有天在我整理月經講座的資料時，看著那起伏的賀爾蒙波動圖時，我才恍然大悟。即使我是婦產科醫師，我對賀爾蒙瞭若指掌，也不代表我可以對抗它，我得承認即使我再自律、再有規劃，偶而還是會被賀爾蒙牽著走，因為這也是一部分的我。轉念之後，我慢慢調整自己的心態，既然經前的體能就是會下降，我何不放自己一馬，減量甚至是跳過訓練課表，趁機會整理一下過去這個月的進展，看了多少書、訓練了幾次，告訴自己這不是偷懶，不需要和身體做對，畢竟慢慢進步比較快。老話一句，休息是為了走更長遠的路。

烏烏醫師來解答

Q：**子宮肌腺症是什麼？**

　　子宮內膜的組織長錯地方，跑到子宮肌肉層。使得子宮肌肉層變得肥厚，會造成經血量過大、經痛變嚴重等狀況，和巧克力囊腫同樣屬於子宮內膜異位症的一種。

　　部分研究指出子宮肌腺症和基因變異、發炎等原因有關，難以預防。治療方面有屬於症狀治療的止痛藥、止血藥。而避孕藥可藉由抑制排卵，減少內膜細胞活化，又可同時降低經血量，是最常被使用的治療方式。若避孕藥副作用大，則可考慮局部投藥的蜜蕊娜，達到相同甚至更好的治療效果。

接納賀爾蒙的變化就像接納自己

所以，針對女性們常因經前症候群產生的兩大困擾，也提供以下方式。

首先，經前容易水腫、嗜吃甜食的族群減脂的方式不應該過於激烈、嚴苛。這幾年網路社群吹起了一陣減脂風，有別於以往土法煉鋼吃水煮餐、減肥藥，這一波則是利用精準嚴苛的飲食控制搭配頻繁測量體脂率，來達到效果。雖說這兩個元素都很科學且可行，但過於嚴苛的限制，好比不吃白飯、不吃甜食、勉強自己進行斷食，習慣性的把食物打分數、貼標籤，累積強大剝奪感，就很容易在經前因情緒波動大而暴食。若再加上對鈉離子吸收變好，體脂因水腫上升，產生「明明已經那麼辛苦了，怎麼體脂還上升」的挫敗感，甚至很可能崩盤認定「我就爛」，反而前功盡棄。

我認為不管是否有嚴重的經前症候群，減脂的不二法門都一樣，理解食物的組成營養素、建立均衡飲食的習慣後，還是要給予自己彈性空間，而不是過多限制與壓迫，當減得心很累時，記得輕聲問自己一句這個飲食法我可用 3 個月、1 年或一輩子嗎？我現在是為何而減脂，為了自己的健康和自信還是別人的眼光？

至於體脂量測，不是不能量，而是不要太頻繁。因為不管是家裡小台的體脂機或健身房大台的 inbody，幾乎都有 8 -10 % 的誤差。再加上體脂測量是利用電阻的原理，受身體含水量

影響極大，因此月經前後測量就會有極大的差異。常有很多女生和我哭訴過，月經快來時體脂忽然暴增 8-10%，肚子又肥又鼓、小腿又腫又漲，她不知道自己到底是水腫還是真的胖了！我想說一句：經前的妳，辛苦了，除了要面對自己身體莫名的變化，水腫、長痘，還要面對外界的質疑「妳最近胖了嗎？不是有在運動嗎？」

　　其實以生理學的角度來講，脂肪的消長根本不可能如此快，因此 1、2 週內的體態差異主要來自於水分，更何況是原本測量差就很大，又更容易受水分影響的體脂率呢？所以，我的建議就是最多一個月測一次，可以挑在月經結束時量測，才不會讓心情隨著不準的數字起起伏伏。

　　再來，也有很多女生受困於經前的情緒起伏，為了一點點小事抓狂，事後又對自己連情緒管理都做不好而懊悔。其實我認為很大部分的原因是，這個社會太習慣叫女性忍耐和包容，不要張牙舞爪，避免被貼「太強勢」或「母老虎」的標籤。因此很多女性習慣挖一個黑洞，把所有負面的事情，對家人的不滿、對男友、先生的抱怨、工作的委屈全一股腦的往裡丟，直到經前排山海的賀爾蒙浪潮好像炸藥般，讓一件小事就使妳被引爆。

　　當妳苦惱於怎麼會被一件小事擊垮時，我想說的是，面對波濤洶湧的情緒，其實根本不需要在意別人的言論是有心無心、惡意或無意，因為那都不重要。重要的是，某句話和某件

事就是讓妳很不舒服、很在意，在這個當下妳已受賀爾蒙影響，何必再花力氣告訴自己要正向思考，妳完全有生氣的權利啊！同時，也可以趁此意識到，讓妳爆發的其實可能不是一件小事，而是累積了一整個月沒有消化過的垃圾。

因此我認為，月經前雖然情緒會被放大，但未必不是好事，當妳能提起勇氣處理這些怒氣和眼淚，或許能藉由這個被放大的感覺，更加看清楚事情的本質。

所以我想建議經前容易暴躁、憂鬱、焦慮、哭泣、被情緒牽著走的妳，試著在平時就不要刻意隱藏情緒，趁還沒堆積如山時處理它，可以解決的就解決，不能解決的就發洩吧！承認自己的情緒後，哭一場、打拳、跑步、喝酒、跟友人或伴侶抱怨，或是把不滿的事情寫下來、說出來。利用每個人各自的方式處理、發洩一番，充電後再來理性思考分析。而真的處理不了時，也不要吝於尋求心理師諮商，甚至藉由精神科藥物幫助。

每個女生對賀爾蒙的反應是如此的獨一無二，目前真的沒有一個完美治療方式可完全解決經前症候群，遇到解決不了的症狀，倒不如試著調整心態吧，接納賀爾蒙的變化就像接納自己的一切一樣。

烏烏醫師來解答

Q：月經結束時就是減脂黃金期嗎？

與其說經期結束後是減脂黃金期，不如說是個黃金起點。經期結束後雌激素開始上升，因此新陳代謝、精神體力都會開始變好，加上經前的水腫、脹氣、便秘已排除，整個人會有煥然一新的感覺，體重又是每個月的低點，因此很適合開啟新的計畫。但這絕對不是說，這個時間運動減脂就會事半功倍，有什麼特殊效果，錯過這個時間點也不表示妳就容易減脂失敗。畢竟不管是減脂還是增肌，追求健康這件事，本來就還是長遠持久最重要，而非炒短線。

月經期間當然可以運動！

「月經來就該多休息，運動出血量會增加啦！」

「哇，妳月經還去跑步、重訓，不怕子宮下垂喔？」

這樣的言論，妳一定曾經聽聞，或是一直也是這麼認定的，我們來看看如何破除這種迷思。

運動不會影響經血量

首先，針對第一個迷思，我們來複習一下前面談過的。

經血是剝落的子宮內膜和供應內膜養分血管截斷後產生的血球組織，經血的量和受雌激素刺激子宮內膜增長的厚度有關，因此每個人每次經血量或多或少會不同。

而子宮在經期受前列腺素刺激而收縮，一方面可幫助排出經血，另一方面又藉由收縮的力道幫助止血，避免女生在經期失血過多導致貧血。

當我們運動時，尤其強度較高、腹部肌肉出力明顯的訓練時，子宮就會跟著一起收縮，因此就順勢排出較多的血量、血塊，反過來說也可能因為收縮力量變強，促進止血。因此運動

後出血量變多或變少，就要看當下子宮腔內有沒有尚未排出的經血，並非運動導致經血量的改變。

所以說：運動不會改變妳的經血量，充其量只是會讓子宮收縮，而經血也是本來就在妳的子宮內，順勢排出來而已。

但如果運動導致出血的時機點發生在非經期，我就會建議要來內診抹片檢查，排除子宮頸異常病變。子宮頸和口腔黏膜很像，表皮都會有許多微血管，有些人微血管較為旺盛，如果摩擦、出力有時候就會產生粘膜出血，如性行為、強度較高的重訓，但通常出血的量並不會太多，只要經內診、抹片確定沒有問題，無需特別擔心。

總結來說，經血單一時間流出的量和經期長短，大多取決於子宮收縮的力量和頻率，並不會影響身體健康。

月經期運動才不會子宮下垂

至於第二個迷思，是經期時雌激素較低，骨盆底肌肉張力較差，因此重訓時漏尿的比例會提高，加上子宮充血腹脹，下墜感較為強烈，所以妳才會有這種錯覺。

事實上，子宮脫垂的主因是骨盆底肌群鬆弛，和跑步、重訓沒有關聯。而且，有在訓練的女生，不僅全身肌肉比較強壯、在練習凱格爾運動時正確度也較高，反而比較不容易子宮脫垂或漏尿。所以說：經期當然可以跑步、重訓，只要根據自身狀況調整重量或強度就好，不需要刻意停止訓練。

　　而且，規律運動會促進血液循環，研究指出對於改善經痛、提高受孕率都是利大於弊。因此，月經來時當然也可以運動，只是建議要注意這幾件事：

　　1、可用衛生棉條取代衛生棉，除了降低側漏機會以外，還能防止運動時流汗加上棉片的摩擦而容易孳生黴菌、增加濕疹的機會。

　　2、經血量大的人小心頭暈貧血。避免搖晃、頭低腳高的動作以免姿勢性低血壓。

　　3、生理期來時每個人每次身體狀況都不同，這時候運動應該放下好勝心，專注聆聽身體的聲音。如果妳已經有經痛、頭暈噁心的狀況，那就休息吧！

烏烏醫師來解答

Q：月經來時練習頭下腳上的瑜伽體位會導致經血逆流？真的假的？！

不會。經血從子宮流出來靠的是子宮收縮的力量，並不是水往低處流靠重力。不然臥床的病人、太空人，她們的經血豈不就都積在子宮裡了？會有這樣的錯覺，主要是當我們忽然站起來時通常流量會忽然增加，但其實那是已經從子宮排到陰道的經血。

事實上，九成以上的女性都有經血逆流的狀況，跟運動完全無關，而且身體會自然吸收掉。

PART

3

生不生，妳是有選擇的

生育，是選擇，不是使命

　　這幾年受到少子化和人口負成長的影響，政府頻頻祭出各種手法鼓勵生育，社群網路新聞也紛紛拿「如何救生育？為什麼大家不敢生小孩？」當議題，不過作為一個天天和女性在一起的非媽媽婦產科醫師，我認為更重要的應該是去探究每個女人生與不生的原因，化解所有因生育產生的焦慮。

生育焦慮無所不在

　　即使傳宗接代的觀念已經漸漸鬆動，生育的主導權看似慢慢回到女人本身，但在診間我還是常無奈地感受到女性在生育這件事的壓力。不管是否決定要當媽媽，只要下腹痛、月經稍微混亂、長了一顆小肌瘤，幾乎所有女性就會反射性問一句：「這樣以後會不會難懷孕，我要早一點生嗎？」

　　的確，子宮長在女人身上，因此往往好不好孕、能不能平安順產，責任的天秤都往我們這邊傾斜。但生育又不是出國旅行，可以自己說走就走，一定得要那個「捐精者」才能兩人同行，不確定因素實在太高。有些人現在想生，但是苦無對象；

有些人現在很想生，又深感現在的伴侶肯定是育兒豬隊友，但有感情因素不忍分手；更多的人是忙於事業生活，根本沒心思挖掘自己真實想法，但又隱隱擔心之後真的想生，又生不出來。

但是，生育和婚姻、工作不一樣，離婚、換工作只是勞神傷財，而孩子生了即使後悔，也不可能塞回去，法律和道德上也不可能棄養啊！我自己偶爾也會叛逆的認為，以後有人警告我「不生會後悔」，我就要直接（白目）地反問：「那生了後悔怎麼辦？」

再加上和男性相比，女性又有生物時鐘的壓力，就曾有朋友無奈地和我說：「假設女人不會停經，不會被年齡限制生理，那我就不用每年重新思考一次要不要生小孩，大可等 50 歲，事業有成或是想做的事情都完成了，再生也不遲啊！」

是的，責任和主導權不對等，時間又不站在女人這邊的狀況下，要不要生小孩對所有女人來說的確是一個很大的難題。

也就是因為這樣，這幾年，我頻繁地被身邊的朋友諮詢是何時下定決心不生小孩？是如何思考生與不生，不怕後悔嗎？也有網友認定我真是勇敢果決，說實話，我有時候覺得好心虛，因為在下決定的過程裡我也是百轉千折，來回擺盪過。

生不生？總是百轉千折

就來說說我自己的經驗好了。小時候，我也曾誤以為結婚生子是人生終極目標，畢竟 2、30 年前的社會普遍仍認為「不

孝有三，無後為大」，好國民要「增產報國」，社會氛圍更將結婚和生育綁在一起，不論是童話故事裡的公主、金庸筆下的黃蓉、小龍女，最後似乎都要洗盡鉛華變為人母。依稀記得我國中時因為摔車撞到骨盆，還傻傻直問醫師：「會不會從此無法懷孕，影響下半身／生？」

　　直到當了婦產科醫師，也結婚了，我更常被問：「你們不生小孩，幹嘛結婚？」、「每天接生，為何不自己生一個？」、「夫妻都是醫師，基因好又不是養不起，為何不生？」

　　我想這確實不能單用一句不喜歡小孩、不想當媽媽來解釋我最終的決定。仔細回想，我第一次對生育排斥應該追溯到高中讀了一本科普課外讀物《自私的基因》，這本書的論點認為：人像是被「基因」控制的機器，我們種種的行為包含求偶、競爭、生殖、偏心、外遇乃至於男女不平等，追根究底都是為了將我們的「基因」持續地傳遞下去。但事隔 20 年再重讀此書時，不免覺得這樣的角度太過狹隘，抽離了人類的文化與喜怒哀樂，書中對繁衍後代的詮釋更讓當年的我覺得這像極了登革熱的傳播，而我只是一隻埃及斑蚊，我叛逆地不想「同流合污」，更不想當那隻蚊子。

　　再來就是高二時，我因搗亂班級秩序被老師警告，當時的班導師竟然為此打電話向我兩個死黨的媽媽告誡：「烏烏是單親家庭，我建議你們的小孩離她遠一點，免得被帶壞。」雖然當時我們情誼不受影響，我也表現得毫不在意，但內心深處卻感到深刻的不平，暗自決定未來一定不要生小孩，免得有朝一

日離婚時，會害孩子被社會貼標籤、歧視。

上了大學進入戀愛的世界之後，當然愛在濃情蜜意時也會有點動搖，覺得如果對方盼望，那「幫」他生一個小孩好像不錯，也會好奇彼此的基因融合起來到底是什麼樣子。只不過當時對方無心的一句：「我們的小孩以後一定很高吧！」卻瞬間讓我意識到自己好像又變回一隻蚊子，只是這次在傳播之餘還順勢「優化」了身高的基因。

當然，我也不是一直懷抱著這樣有點複雜又偏激的情緒。成為婦產科醫師，我在產房見證了許多溫馨的場景，接觸到無數胎兒異常媽媽的辛酸煎熬，體驗新生命降臨或逝去的衝擊，我逐漸感受到在孕育生命的時刻，我們是有血有淚的主角，並非單純是傳遞基因的機器，我心中那隻蚊子也隨著新生兒的哭聲漸漸模糊。

不過當時的我只想好好工作，任何會中斷學習的事，包含懷孕、生產到產假都被我視為進步的障礙。試想，放 2 個月產假會錯過多少練習縫合、做超音波的機會？我還記得，當時科內的老師還笑笑地和我說：「妳是不想負責任，才不想生小孩對吧？」我雖點點頭，但心中沒說出口的是：「就現在的狀況，我不生才是對新生命負責吧！」那時候的我，仍不敢把話說死，心裡想的是，反正還年輕，等到事業穩定再來重新考慮也不遲。

直到當上主治醫師工作漸漸穩定，身邊的朋友也接續當了媽媽，大家紛紛在社群上曬嬰，我也開始出現一種「大拍賣倒

數」的矛盾心情。就專業而言，我也知道成功懷孕的機率會隨年紀而走下坡，錯過這一波，懷孕要付出的代價也越來越高，那，是不是也該和大家一樣趕緊來生個小孩？

不過，我的先生一語驚醒夢中人：「妳就從來沒真的想生小孩啊！小孩是包包嗎？別人有妳也要跟風？到時候生了一定是我在照顧。」知我者莫若君。這句話，讓我徹底發現，比起成為一個母親，我更喜歡全心投入自己的工作、興趣，在有限的歲月裡毫不保留的探索自己的潛能，不為別人，只對自己負責。當然，教育下一代也是一種成就、孩子健康快樂長大就是媽媽的事業成功，每個人的想法都不同，但以我自己而言，很明白我要的事業成功不是生育這件事。

相同的狀況，也會有不同決定的理由

光看我個人不同階段的想法，大家就會明白，其實生與不生這個決定的確很複雜，要試著想清楚，可能得從好幾個面向去思考。

基於好奇，我陸續在診間、社群蒐集大家生與不生背後的原因，也意外地對自己的想法信念更加堅定。

一路走來，我最常聽見想生孩子的人的理由是「喜歡小孩，覺得很可愛」，不生的人就會說「對小孩沒耐性，很吵」。說實話，可愛的小孩有一天會長成叛逆的青少年，哭鬧的孩子也會長成獨立的個體。而且喜不喜歡小孩是會隨著時間改變的，

以前我也總覺得小孩很吵，面對孩子我實在拿不出一點耐心，但這幾年隨著接觸的孩子越來越多，我也慢慢改觀，尤其是幫二寶媽產檢時，看著大寶漸漸變得越來越會說話和互動，甚至學著我要拿超音波凝膠塗抹媽媽的肚子，小孩的生命力和可塑性真的是太神奇，我也因此更能體會父母帶著孩子探索世界的樂趣與感動。

不過轉念一想，也就是這種可塑性讓我卻步。與其把不生的原因歸咎給不喜歡孩子，還不如是我對教養兒童變成青少年、長大成人這件事情沒信心，也很懼怕一輩子要和一個生命綁在一起的感覺，要是不幸失敗，孩子去作奸犯科，根本難辭其咎。畢竟教養又不是考聯考，一分耕耘不見得一分收穫，根本不知道種下去的東西會長成哪種形狀，更何況這個社會還是普慣性地把孩子的成敗推給母親。

也有很多人告訴我想生兒育女是因為她在一個幸福充滿愛的家庭長大，很希望把這份幸福延續下去，和兄妹之間的濃厚的情誼也讓她深感就是要生兩個，才能讓大寶有個伴！

但相反的，也有很多人生育與否的原因是來自原生家庭的不典型，單親、重男輕女、家長高壓式管理，不過針對這些傷痛，每個人處理的方式卻大不相同。有些人會用孕育下一代療傷，期許自己不要複製上一代的行為模式，甚至表示有了孩子才終於有了自己真正的家，雖然是她在養孩子，卻是孩子在療癒她。有些人和我一樣，深怕上演莫非定律，因此選擇不生。

我想這也是為什麼在各種事情上如此有自信的我，唯獨在教養這件事毫無把握，我想或多或少和原生家庭不是那麼圓滿有關聯。

另外，就像開頭說的，生育這件事有時候無法百分百自己決定。很多人和我表示，自己可生可不生，要看老公怎麼想。也有人無奈地跟我訴苦，和獨子結婚，一定得生個兒子給交代。

說真的，即使到現在，聽到「給交代」這三個字我都得忍住不要翻白眼，先不論性別是精子決定，整個懷孕過程也中也只有女性承受身形、體能的巨變，一旦不孕，吃藥打針皮肉也是痛在女性身上，為什麼得由她們給出交代呢？但我還是得逼自己中立的講，如果懷孕生子是婚前你情我願的協議，那外人真的只能鼓勵不給批判。所以我一直認為，比起購屋買車與否、要不要和公婆同住，要不要生孩子這件事更要在婚前講清楚、設立底線。好比，如果不順利是否接受人工和試管？性別不如預期要生幾個，生到有為止嗎？這些問題雖然尖銳，但卻非常實際，也是妳需要考慮清楚的。

多從個人意願思考

其實，生與不生之間，無論怎麼選，背後還是有許多自私、自我投射、自我實現，最重要的是不論怎麼選，都要找到方式和自己和解，讓過去變成未來的養分。我想這也是為什麼我一直盡力撕掉單親家庭的標籤，支持多元成家和生育平權，我挺

的並非全然是相對少數的族群，某層面來說，我挺的是當年脆弱的自己。

　　回到女人本身，如果妳也和過去的我一樣，在生與不生中擺盪，我會鼓勵妳多從自己個人意願去思考。生育這件事，它本該是個選擇，而不是什麼女人天生的使命，更不是要做了才能完整自己的儀式。別人有，妳未必要有，妳沒有欠這個社會，也沒有義務要「幫」誰生一個小孩。只不過要能大膽地做出的決定，最重要的還是學會認清自己要的是什麼，一切都是取捨，沒有對錯，就好像曾有一個二寶媽很幸福的和我說：「我想我人生大學的主修科系就是育兒」，工作什麼的她並不在意。只要是妳出於個人意願做的選擇，那又為什麼要在乎別人看法呢？

　　或許，我在另一個平行時空，也會和其他女性一樣懷孕生子，因新生命快速成長而感動，甘願放棄一部分的自我，不計一切參與影響另一個人的生命而不求回報。

　　最後，我想說的是，當我看到身邊蠟燭兩頭燒的職業媽媽們，除了佩服，我也會好奇她們的另一半在育兒過程中，付出的是一樣的嗎？假使我有小孩，我有辦法如此游刃有餘嗎？如果有孩子，或許現在各位讀者就不會看到這本書？！講到底，要提升生育率，比起各式津貼，友善的育兒環境和職場，以及更平衡的兩性分工，我認為才是政府欲提高生育率更應該努力的方向吧！

催生？妳可以這樣想

上一篇談到生育焦慮，其實，我也很常被女性朋友詢問，要是自己都還沒想清楚，又被催生怎麼辦？尤其一到過年，所有女性不管有沒有生，只要被認定還沒生「夠」，就會面臨四面八方、萬箭穿心的催生令。

「老大不小了，怎麼還不生個小孩。」

「玩夠了吧！該生了吧！」

「怎麼不再生一個陪姊姊呢？」

「現在年輕人就是自私欸，不生幹嘛結婚？」

值得慶幸的是，比起過往只能自己默默傻笑，打哈哈拖延戰術，這幾年網路開始充斥了各種反制長輩的回應教學，比如說：「這麼喜歡小孩怎麼不自己再生一個」、「生出來你幫我養啊！」、「你是不是找不到別的話題和我聊天？」

是生氣還是被觸動焦慮？

上述這些回應，莫不是希望藉由有點輕鬆又直白的話堵住親友的嘴巴。其實，我認為回應不難，因為很多親戚久久才遇

一次，打發打發就過去了。重點還是，這些催生的話語有沒有讓妳情緒起伏、動怒，甚至增加生育焦慮感？

就我觀察，很多人會生氣最表層的原因是隱私冷不防的被侵犯，畢竟生小孩本來就是兩個人私密的事；也有人覺得明明才剛生完，根本還在為了餵奶、照顧新生兒焦頭爛額，身體各種機能好比落髮、身形改變、膝蓋痛根本還沒完全恢復，就被催促再次懷孕。

不過如果剝開表層，我想很多人情緒會起伏的原因和我當年雷同，就是連自己都還沒想清楚到底要不要生，一旦被逼問，只會更加深自我懷疑的不安，害怕自己沒有思索周全，到時候想生又生不出來而後悔。

所以那幾年被催生時，我常都是板起臭臉，不發一語，內心髒話無數。事後也會和先生抱怨，為什麼大家就是不問你，要來問我呢？

其實我在氣的都是自己的矛盾與不確定。後來透過這些催促的聲音，我一次次冷靜下來問問自己想要什麼、在意的是什麼、人生走一趟最想做的又是什麼。

當我想清楚不再猶豫不定時，這些聲音就漸漸地弱化，不再能激起漣漪。所以，後來面對疑問，我就可以笑笑有自信的說：「我覺得沒有小孩的日子我會過得更好，即使沒有生，我還是可以盡力客觀的去理解所有的媽媽，以及所有生與不生的女人。」

　　所以，我總認為，不管外界質疑聲音有多大多吵，永遠先靜下來聽聽自己的聲音很重要。

透過回應堅定自己

　　當然不是每個女生都可以像我這麼幸運和堅定，很多人暫時不想生、想生還不順利，家中親近的長輩可能也是不一句「就不想生」可以安撫，那這些越來越密集的催生話語就會形成一股無所不在、巨大的壓力。這時，我想應該先釐清這些人勸生的本意，再來決定值不值得在意與認真溝通。

　　有些人其實本意良善，用自己過去的人生經驗站在「我也是為妳好」的立場勸生。比如說，用過去男尊女卑的思維，認定女人「嫁」到別人家，寄人籬下，不生孩子會沒地位被欺負。這些想法當然落伍的讓人想大聲反駁，但根深柢固的舊觀念一時半刻無法改，硬碰硬的和長輩互嗆，往往會兩敗俱傷，我會建議或許能柔性的換個角度說明自己想法以及化解長輩擔心，比如說：「暫時不生小孩是我和先生共同的決定，生與不生我們都是平等的關係。」、「根據數據統計沒生小孩的女性薪資反而比較高，經濟能力也比較好喔！」我也聽過很多先生在這時會很直接跳出來的說：「和太太結婚是互相陪伴並不是一定要生小孩。」

有些人認為家庭價值需要下一代去延續，養兒才能防老，沒生孩子老了會孤單，甚至身後也無人祭祀。我想這種長輩內心是一方面擔心妳的未來，二方面也會擔心妳沒生孩子放棄了「傳統」價值，是不是以後就不會孝順長輩？這時候如果直接回應他們「養兒防老這個觀念已經落伍了」，反而會造成他們的恐慌，甚至反彈。重點或許可放在安撫他們，強調自己不論如何都會好好孝順他們，即使在生兒育女這個議題上無法聽話順從。更何況，防老的方式有很多，從健康的角度應該要做重訓培養肌力，趁機推坑他們去運動。也可以跟他們解釋，現在很多同齡的人也不打算生育，以後不會孤單啦！

我也聽過有些人只好順著長輩思維表明這輩子沒生小孩，表示上輩子沒欠誰，長輩才接受。

另外，照顧完他人的情緒，也不要忘了適時表達自己的想法，有些人被逼久了，會開始懷疑到底長輩在意的是自己，還是自己傳宗接代的功能，這時候不妨有話直說，好比：「媽，到底活著的女兒親情重要還是未來的孫子孫女重要？」、「我也很想當好學生，但這個真的不是聯考，不是努力就有結果的！」、「醫師也說這樣給壓力，反而會影響排卵和受孕率喔！」

當然，某些人勸生並非出於善意，而是出於權威，單純是想讓妳聽話，表達的方式也失去基本該有的尊重和禮貌。好比露骨地問或評判你們的性生活，或者說沒生一個男的是肚皮不

爭氣，或甚至開始檢討妳的食衣住行，認為一定是妳吃錯東西、運動太多才沒懷孕。

　　說真的，我建議可以直接左耳進右耳出，不必把往心裡去。即使是長輩也可適時反駁說：「這是我的人生規劃又不是你的，即使你是長輩也請你尊重我。」但如果礙於情面不敢回嘴，那不如減少往來，別拿別人的惡意來苦毒自己！

備孕須知的好孕力法則

關於生育的焦慮，其實不只在還沒想清楚或是決定不生的人身上。就算妳想清楚也很願意在現在階懷孕生產，光是備孕期間，除了內源的壓力外，外界的關心（或是懷疑）也從沒少過。比如：長輩會面露難色的問妳，是不是沒有用對方式「養卵」？身邊已經生了雙寶的同事可能也頻關心，出於好意詢問妳是不是冰涼的喝太多、「子宮」沒調理好所以老化了？

曾經有努力備孕的朋友就和我說，每次月經來她都坐在馬桶上偷哭，認為自己又失敗了！又讓大家失望了！

養卵不如搞清楚何時排卵

在此想特別釐清，卵子的數目從出生時就固定，此後隨年齡慢慢衰退，品質也跟著下降，吃任何東西都無助於改善品質。其實，比起過去，現代女性比較難懷孕又容易流產，並不是沒用對方式養卵，而是大家越來越晚考慮生育這件事。

至於網路流傳的養卵聖品 DHEA、Q10，根據部分研究顯示，當高齡或者卵巢退化患者，進入試管療程時可能可增加卵

子數量和胚胎品質，但是對懷孕率無顯著進步。若僅是一般備孕沒有無進入試管療程的女性，則無幫助。另外也很常聽到的肌醇，則是對多囊性卵巢的患者，可增加自然排卵的機率，但對懷孕率也是沒有幫助。

　　講到這邊大家一定很好奇，為什麼促進排卵了，懷孕率還是沒有提升？其實是因為能不能懷孕變數本來就很多，說吃了什麼就一定會懷孕，不僅很武斷，還有點結果論。另外，若是提到各式號稱可以助孕養卵的營養品、滴雞精，我就更不以為然了，因為這些產品其實根本毫無科學根據，只是請了一些順利懷孕的網紅藝人打廣告，號稱就是吃了這些才順利懷孕，抓準備孕女性焦慮以及寧可多嘗試的心態，假借分享的美名行商業之實！

　　比起沒有理論基礎的養卵，我認為掌握自己的排卵時機更為重要。排卵試紙是一個準確率高的輔助工具，讓女性了解自己的排卵狀況。這個原理是，當接近排卵期時，身體會短暫大量分泌黃體生成素（LH），在 LH 上升後的 24-48 小時後會排卵，所以我們可藉由尿液中 LH 的濃度，判斷何時排卵，是否有排卵。

　　排卵試紙使用方式如下：可從月經來的第 10 天左右開始每天測量，試紙標有箭頭端浸泡尿液 3 秒左右後取出。試紙平放幾分鐘後，觀察為一條或兩條線。當檢測線 T 線顏色深度等於或大於 C 線時，結果即為陽性，表示 24-48 小時後會排卵，一般會建議驗到陽性的當晚即開始同房，累積 3 次，每次需間

隔1天，避免精液來不及製造。另外，當驗出陽性後不需要繼
續測量。

● **正常黃體生成素（LH）與各項賀爾蒙變化圖** ●

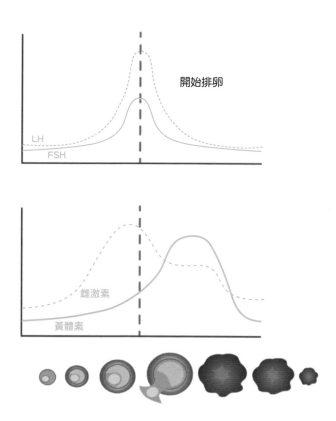

在此也特別澄清某些關於使用排卵試紙的疑問：

1、排卵試紙不需要使用晨尿，只是一般來說早上較不容易忘記檢驗。

2、排卵試紙也不需要在需固定時間測量，但不建議超過 24 小時檢測，避免錯過陽性反應。

3、若是測量第一天 T 顏色極大於 C，表示太晚驗了，已開始排卵，下個月可提早 2-3 天開始驗。

子宮不用養也不會老！

健康的子宮環境當然是能順利懷孕的要素之一，因此很多女性也很在意該怎麼保養子宮，子宮才可以老得慢。甚至經期來時也不敢運動，就怕傷子宮；夏天炎熱難耐吃冰喝涼，內心深處還會擔心以後會不會不孕？！

但其實，子宮根本不會老啊！我還記得以前有個前輩醫師開玩笑地說，只要病人子宮還在，不管年紀多大，我都有辦法讓她懷孕！因此我們可以看到一些代理孕母合法的國家，就有媽媽幫先天無子宮女兒懷孕的案例，或是將子宮移植給自己的女兒的醫學報告。因為相對卵巢會主動分泌賀爾蒙、排出卵子，子宮其實是被動接受賀爾蒙刺激後，產生週期性的內膜增厚與剝落，所以即使已經停經，只要給予外來賀爾蒙刺激，子宮仍可擔負起懷孕的功能。

所以說，若是經血量變少或經前總是滴答出血時，絕對不

代表子宮老了或是功能變差變弱了，也不需要特別吃補品「養宮」，而是應該使用上述方式確認自己是否有排卵，以及黃體功能有無正常。

我們再來複習一下前面章節談過的黃體功能。當卵子排出後，剩下的組織會蛻變成黃體，黃體顧名思義就是會分泌「黃體素」。而黃體素的功能在於穩定增厚的子宮內膜，讓胚胎能順利著床。若黃體功能不好、分泌濃度不夠，子宮內膜就會像缺乏黏著劑的磁磚剝落，產生排卵期後內膜不穩定的點狀出血，提高早期流產風險以及受孕的困難（參考下頁圖）。

當黃體素分泌時，基礎體溫會上升 0.3-0.5 度，所以排卵後的黃體期又稱為「高溫期」，一般來說這個高溫期約為 14 天，若濃度不夠，就可能短於 12 天。這時候即可高度懷疑是黃體功能不足。所以說，這就是為什麼備孕期間會建議可以測量基礎體溫的原因。

要特別提醒，這種高溫期不夠、體溫偏低，並不是傳統醫療講的「冷底」、「體虛」，也不是手腳摸起來冰冷就可診斷，是需要連續測量基礎體溫 1 個月才能診斷的。治療方式當然也不是少喝冰水，多喝所謂溫補的食材。要改善黃體素不足，得對症下藥，主要是在黃體期開始時，補充天然黃體素到懷孕 10 週，待胎盤開始大量分泌黃體素時，即可停藥。

● 黃體功能正常 vs. 黃體功能不足比較圖 ●

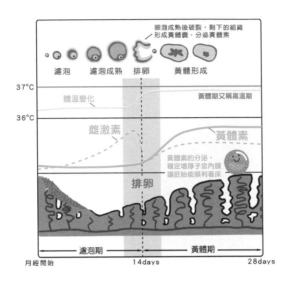

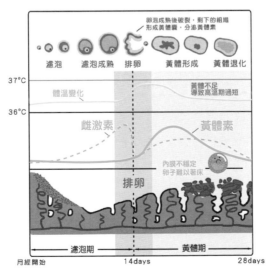

烏烏醫師來解答

Q：基礎體溫怎麼量呢？

「基礎體溫」是指較長時間的睡眠（6-8 小時）後、身體尚未進行任何活動（站起來、刷牙）時所測量到的溫度。

測量時機：睡醒一睜開眼馬上量。

測量工具：可以計算到小數點兩位的耳溫計。

測量多久：任何一天開始，至少紀錄一個月，才能看出週期的變化。

記錄在哪：基礎體溫表或相關 APP。

Q：沒排卵也會有月經嗎？

卵子在成熟過程中就會分泌雌激素刺激子宮內膜，不過若卵子沒有成熟排出，分泌的濃度就會不夠，因而讓子宮內膜變薄，經血自然變少。當經血少、流速變慢，接觸空氣時間長就會自然會氧化成黑色。所以沒排卵仍可能會有月經，只不過量可能比較少且週期也常不固定（可參考下兩圖之比較）。

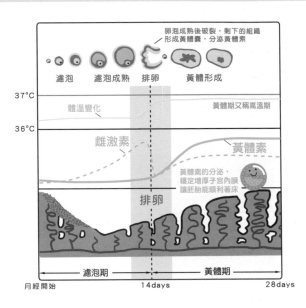

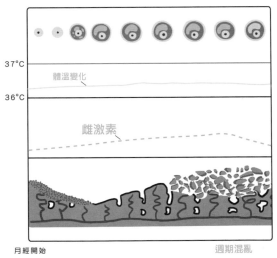

健康飲食＋規律運動，就能提升好孕力

以現代醫學來說，體質好其實就是身體健康的狀態，也是所謂可以提升孕力的狀態。所以吃好、睡好，活動量充足，有適當舒壓的管道，少生病、心情愉悦，這些比什麼都還重要。

所謂吃好，並非要妳餐餐大魚大肉，或是猛吃一些號稱可以助孕的食材好比黑豆、紅棗、老薑或是保健食品。我建議可以根據國健署「我的餐盤」，慢慢的將自己的飲食修正得更均衡、更多元。舉例來說，一般外食族，普遍的就是缺乏綠色蔬菜，油炸類吃太多，飲料喝太多且水喝不夠。當然，不是要妳瞬間就變成三餐五蔬果、奶豆肉魚都不缺的營養達人才能懷孕，而是在備孕過程中滾動式調整成更健康均衡的飲食，對妳日後的健康也有好處。

最簡單的三招就是：

1、用氣泡水取代含糖飲料。

2、外食多夾一份青菜。

3、選一餐自己煮。

此外，這幾年各大醫學會都在推廣運動是良藥、運動能治百病。運動是促進健康不可或缺的一環，同時也越來越多研究證明，運動有舒壓、促進血液循環、增加血流量等效果，因此可以提高受孕率，這種好處在本身罹患多囊性卵巢症候群、肥胖的媽媽身上更明顯。

　　如果妳原本沒有運動習慣，先踏出開始的第一步就是最好的運動。若妳本來就有規律運動的習慣，我會建議維持妳的最愛，千萬不用停。唯一要注意是強度的拿捏，不要操過頭！首先，請注意月經量的變化及規律性。若出現排卵期後滴滴答答出血、經血量驟降、不規律，就要注意可能是因運動量太大、吃不夠引起賀爾蒙失調。當然最重要的是，千萬不要因為訓練的壓力和疲勞影響到同房的意願，很簡單，沒有性行為是絕對不可能懷孕！

　　至於傳統醫療喝補品、抓藥方的調理方式，我並不反對，但會建議一定要找合格的中醫師，切勿迷信偏方。而且這些調理方式應該是加分而不是扣分，好比把食物分成溫性、涼性，吃東西前都要審查一番，動輒得咎；或是列下一堆食物禁忌，結果飲食反而變得不均衡、不多元，這就本末倒置了！

　　最重要的是，千萬別忘記生育是兩個人的事情。我就曾遇過一個女性案例，因為當初結婚時被算命師指出子宮不好、不容易懷孕，即使有也容易保不住小孩。她結婚後努力一年未果，一直相信算命師的話，再試了無數偏方、吃了各種補品後，最後才做不孕相關檢查。回過頭來才發現，其實不孕的原因是先生精蟲稀少，做了人工授精就成功懷孕，現在已經生了兩個健康的小孩。

　　此外，懷孕的壓力往往都壓在女性身上，最終這些無法量化的心理壓力會轉換成真實存在的壓力賀爾蒙，進而影響正常

賀爾蒙的起伏。也因此很多伴侶在備孕的過程中，越試心越慌，壓力也跟著大起來，患得患失的心隨著每個月經期報到一次比一次深。這種案例常常會在他們做了好幾次人工、拼了好幾次試管都沒中之後，一放棄就驗到兩條線了！

　　所以我認為比起所謂體質，調整心態更重要。不給自己設定嚴苛的時間表，好比我一定要生獅子寶寶、不要處女寶寶，或是兔寶比虎寶好，畢竟1個月受孕成功的機率也只有 10% 左右，有時候不成功，真的不是妳不努力，而是妳太在意！

無框身體

烏烏醫師來解答

Q：備孕還可做哪些檢查？

精液檢查：檢查精蟲數目、精子活動力。

婦科超音波檢查：確認是否有子宮內瘜肉、肌瘤。

子宮鏡檢查：利用內視鏡原理看清楚子宮腔內狀況，針對子宮瘜肉、子宮腔沾黏等會影響懷孕的診斷，檢出率較高。疼痛指數較低，無需麻醉，檢查時機點是月經乾淨後 7 天內（排卵前）。

輸卵管攝影：將顯影劑打入子宮腔內，以 X 光顯影確認輸卵管暢通與否，疼痛指數較高，檢查時機點是月經乾淨後 7 天內（排卵前），可參考本書第 97 頁。

卵巢功能指數（AMH）：AMH 是由卵巢中還沒成熟的卵子所分泌的賀爾蒙，因此若卵巢庫存卵子越多，測得的 AMH 數值越高；反之若妳的卵巢功能比同年齡的人差，數字就會偏低，因此當猶豫是否該做試管、要不要先凍卵，可以藉由這個數字的高低來決定下一步。

懷孕，既期待又怕受傷害

妳想過當妳歷經辛苦（或說幸運）懷孕之後，接下來還會面臨什麼狀況嗎？

有孕婦曾無奈地告訴我，懷孕的過程很詭異，看似得到了一個新生命，其實卻在一點一點失去對自我的控制。不僅面臨身體上的改變、賀爾蒙的起伏，還要接收許多對自己日常生活的指教：這個不能做喔、那個不能吃喔、妳不是懷孕嗎？這樣可以嗎？因為對胎兒是否健康充滿了不確定性和不安全感，深怕出了什麼「意外」，自己難辭其咎，很多女性只好自己吞忍下去，當個「聽話」的孕婦。

此外，孕婦對產檢也是既期待又怕受傷害，食衣住行的大小事都要問過醫師才敢做，每次聽到醫師說「一切正常喔！」，內心一顆大石頭才落地。

過去我曾納悶，為什麼孕婦會變得如此脆弱、玻璃心，隨便都會被一句話都可能被刺傷。但隨著臨床經驗越來越多，我漸漸發現，那是因為即使是醫療上無可避免的早期流產、無法預期的早產、胎死腹中，女性已經傷得最深，卻往往仍最先被抓出來檢討！

流產，才不是孕婦的原罪

首先，社會大眾總認定懷孕就是喜事，大部分的人都很順利，如果結果不如預期，一定是誰做錯了什麼事！就拿前陣子的一個新聞案例來說：「41 歲藝人○○○，16 週胎兒沒心跳，經紀人表示目前查不出原因。」

的確，大部分早期沒有心跳的個案，最終都找不到原因，只能推論是胎兒有異常無法繼續生長。尤其是媽媽尚未感受到胎動時，在超音波檢查之前，媽媽和醫師都無法判斷胎兒是否還有心跳及正常長大。但偏偏很多媒體下標就愛用胎兒保不住、沒保住來形容此事件，雖說只是一眼瞬間的標題，但無形中已經給大眾留下原來胎兒要「保」，才留得住的印象。甚至讓有些媽媽自我懷疑我有「保」護好胎兒嗎？更糟糕的是，同樣發生過早期流產的女性也會認定是自己沒能「保」好胎兒。

我就曾遇過，同樣是胎兒停止心跳的媽媽在診間邊哭邊自我檢討，問我下一胎該怎麼做，要多小心才能「保」住胎兒，頻頻詢問我是不是有什麼高科技可以幫她「保」住胎兒。

這些刻板印象，強化了社會大眾檢討受害者的力道，舉凡搬家、動胎氣、得罪胎神、穿短裙讓胎兒涼到、拿剪刀、生氣、吃錯東西、動作太大、3 個月內就公布懷孕……女生在孕期這些的一舉一動，只要最終的結果不如大家預期，無論多沒有科學邏輯，都會被拿出來當流產的原因檢討。

說真的，有些人只是為了找答案安自己的心，要證明自己

的信仰是對的，就用不理性、不科學的說詞，解讀醫學上尚未找到原因的事。更何況這種迷信，最後都是把槍對準媽媽脆弱的心，實在很不可取。

　　其實，流產九成以上都是不健康自然淘汰，超音波看起來一般是心跳沒有出現，胚囊空空的，或是出現後又停止。這些當然都和媽媽的一切行為毫無關聯，簡單說，即使媽媽再小心、24 小時躺床，都無法改變結果，又怎能去怪罪媽媽的食衣住行？

　　這種時候，如果胚胎沒有自己排出來，接下該就考慮要以子宮收縮藥物還是手術處理。通常醫師會依照是否有陰道出血和妳的意願來做決定。假如有出血甚至血塊排出，表示胚胎著床相對已鬆動，藥物流產成功就會比較高。反之如果都沒有出血，那就可考慮手術。

　　但可以放心的是，子宮流產手術風險低，並不會影響日後受孕。而且流產的隔天就可正常生活，隨著子宮收縮疼痛緩解後，可增加一些運動量如散步、快走或是瑜伽，不僅可以提升血液循環、幫助恢復，更能改善情緒。最後，依然強調，即使流產過，子宮也不需要特別「養」，流產後的 1、2 個月，賀爾蒙會重回週期規律，隨著卵泡長大、排卵、伴隨子宮內膜增厚，子宮就可以再度受孕。只要沒有出血，妳就可以再同房，無須避孕。我就遇過無數的女性流產後，月經都還沒來就又懷孕，最終順產。

許多人都會覺得流產後是不是該「做點什麼」，不管是調體質、進補甚至是拜拜，當然，只要「做點什麼」可以讓妳更釋懷、更安心，那就去做吧！但千萬要記住，絕對不是妳「沒做什麼」導致這個不好的結果。

也有人說，長久流傳的習俗寧可信其有，免得自找麻煩被責備。話雖如此，但有時硬去遵守反而導致負面影響，例如，之前在門診就有剛驗到懷孕的媽媽來諮詢，由於已懷孕，但隔壁同事猛抽菸，她深怕二手菸對胎兒不好，但礙於 3 個月的習俗又不敢公布，因此無法以懷孕為理由請他停止吸菸，問我該如何是好。那這樣的禁忌，究竟是幫助還是阻礙呢？

再繞回原點，當一個人得了癌症、高血壓時，大家不一定會去怪罪他的生活型態，但為何女人流產時，大家要去責備他太早公布喜訊？更何況就是這樣的不敢說和隱晦，讓初期懷孕的女人更加害怕不安，也讓大眾低估了流產的比例，誤以為足月順產都是理所當然！

早產，限制孕婦的佛地魔

除了早期流產，難以預防的早產也是限制孕婦行動的一個佛地魔，隨便上網搜尋都可以看到，「孕婦就該多休息、沒事就在家安胎，不要到處趴趴走。」、「孕婦就能躺不要坐，能站不要躺，有什麼事情都等生完再說。」、「趁現在重物都給

先生拿啊，生完就沒這個福利了。」

　　更有許多女生被錯誤資訊誤導，認為孕期肚子不能用力會早產、手抬高會拉扯到臍帶，導致她們連上廁所也不敢使力，動作不敢太大，越走越慢，對自己身體失去自信。

　　即使美國婦產科醫學會、世衛組織都一再強調孕期運動對於媽媽有眾多好處，也不會增加流產、早產風險，但在我爭取媽媽「運動權」的路上，仍有很多質疑聲，覺得醫師太亂來，標新立異。當媽媽放出運動照片時，底下也時常會看到「這個媽媽也太自私了，小孩不會提早掉出來嗎？」、「都當媽了，還不安分點。」

　　但其實早產根本很難預防，主要是在於發生的直接原因不明，各大期刊、醫學會僅能事後去統計多胞胎、高齡、有早產病史、妊娠高血壓或糖尿病的媽媽早產風險比較高。再加上早產發生前，未必伴隨宮縮或出血，常常都是毫無徵兆，無法預測。我就遇過半夜睡到一半忽然破水早產的產婦，也有女性因為子宮頸閉鎖不全，在沒有腹痛的狀況下，胎兒就無預警的早產。從數據上來看，20 年來，在國健署補助下，產檢普及率幾乎達百分百，產前超音波次數越來越多，台灣早產率還是持平沒有下降（10%），和歐美等國家相比起來都差不多。

　　而且，各項研究早已明確指出，安胎藥物（不分種類）僅能讓本來可能發生的早產稍微延後發生（約延後 48 小時），並不能阻止早產，但為了預防性吃安心，也有不少女性持續忍

耐安胎藥的強力副作用，好比心悸、手抖、頭痛。

　　至於持續臥床，研究指出不僅無效，還會增加血栓的風險。此外，長期臥床安胎、大小便進食都在床上解決，會使全身肌肉和骨質都嚴重流失，產後下床站都站不穩，也沒有體力照顧新生兒，更有極高的比例併發產後憂鬱症，對媽媽的身心靈都有極大的傷害。過去在醫院，當我看到安胎媽媽產後走路搖晃的背影、萎縮的小腿，都不禁會思考這一切到底值不值得？會不會其實她根本不需要安胎也能足月生產？

　　說實話，這些關於流產和早產的迷思跟原罪，難道不是少子化的幫兇嗎？再從另一面思考，當大家越來越晚生、生得越來越少時，還願意生育的女性承受的壓力框架是不是就會更深呢？

　　要剷除這樣的包袱，最重要的還是整體社會氛圍要改變。當流產、早產發生時，身邊的人可以耐心地聆聽陪伴，或是給予不打擾的溫柔，而不是為了給自己合理解釋，拚命猜測原因找戰犯，因為即使立意良善，也不該用他人的傷痛捍衛自己的信仰。

流產的傷痛，得先治心

如果說上一篇是為了讓更多人了解，流產或早產並不是孕婦做錯了什麼，別給予過多限制和框架。這一篇就是希望能讓更多人柔軟看待孕期間不確定性所帶來的心理壓力，給予更多同理心。

別苛求孕婦一定要平常心

關於備孕或懷孕期間能做什麼、不能做什麼的討論實在太多，我也總是在衛教時提醒，希望大家面對早期流產能以平常心看待，收到不少回饋與討論交流。有幾個說法特別讓我有印象：

「三個月內流產不能平常心看待的經常都是媽媽自己啊！」

「孕婦不能平常心也是人之常情吧！」

仔細想，要女性雲淡風輕面對流產真的過於強人所難。因為相對於因為其他疾病需要就醫，懷孕不是什麼病，而是對一個生命的期待。孕婦的腦海中可能已有了許多對未來的美好想

像，她可能已買了小鞋、小帽，和伴侶開心討論小孩的暱稱，花心力研究到底該選擇哪些自費檢查。但隨著心跳消失的那一瞬間，所有的畫面一片空白，怎麼可能馬上釋懷。

就好比你正投入大筆資金裝潢了新店面，原本想像開幕後大排長龍、滿滿獲利，但最近疫情突然升溫，馬上陷入經營困難，此時要你平常心看待根本是天方夜譚。更何況疫情爆發，大家可以怪病毒，認為疫情擴散是整個社會的事，朋友還能互相安慰打氣、取暖……。流產則完全不同，女人通常會先責怪自己，認定是自己的行為傷害了胎兒，再加上我們的社會習慣報喜不報憂，流產的難過煎熬，很少有人願意公開宣洩、訴說，有時候甚至說了，還會受到懷疑與指責，例如：「妳是不是哪裡不小心、吃錯了什麼？」、「好啦！下次再注意一點。」

這些都讓女性更深信，流產是源自個人的能力不足與失敗，覺得這場「當母親」的面試沒通過，當別人在抱怨當媽很辛苦時，她連開口的資格都沒有。

特別是備孕很久終於懷孕的人，就好像辛苦準備一年的考生，忽然被沒收考卷，請她下次再來。過去長時間的等待煎熬瞬間破滅，不知要等多久才有下次機會，又怎能平常心面對呢？

不治病，治心

　　寫到這邊，我發現草率地呼籲流產後的女性保持平常心，其實殘忍又沒同理心。流產的情況是如此的特殊，女性有滿滿難過、自責、失望，甚至憤怒的情緒當然合情合理，需要保持平常心的其實反而是身邊的人。我認為這時她們需要的是無聲的溫柔，不妨靜靜地聽她說、不給予過多意見、不大驚小怪、不急著追問⋯⋯。

　　這幾年我也深深體會，雖說醫師的工作是醫病，但面對流產時，其實是無「病」可醫，要醫治的就是女性的心。好比現在只要看到胚胎生長進度落後、卵黃囊擴大等狀況，我都會預先提醒：「胚胎看起來有點不健康，要再追蹤，但不管怎樣都不是妳的錯」。除了可給予女性心理準備，還能預先施打預防針，避免她事後自我責怪。當流產真的發生時，除了說明流產主因是胚胎不正常，我還會舉身邊「流產又順產」的個案來鼓勵女性。

　　我認為要化解流產的傷痛，除了診間衛教，更有用的是創造更多機會，讓流產議題能被公開的討論。不管是 YouTube、Podcast、FB、IG，希望後續能創造一個溫暖的平台，讓更多女性願意分享自己流產後的經驗與傷痛，讓其他人能從中找到認同，不再孤單無助。

　　另外我也覺得，過去的健康教育對流產的著墨實在太少，

　　讓大眾誤以為每次懷孕理所當然能足月順產，若是流產肯定是有人做錯了什麼。要補救，就是在未來的雙親手冊上，不避諱地寫清楚流產的發生率、原因、處理原則，破除常見的迷思。我也會當好糾察隊的角色，針對誤導性的言論報導加以釐清說明。

　　這些事情當然都不簡單，但我想，比起女性要完全走出流產的傷痛，還是容易許多！

烏烏醫師來解答

Q：我的伴侶流產了，我該怎麼辦？

懷孕生子常被比擬成「組隊」，伴侶也常以「隊友」互稱，究竟是豬隊友還是神隊友，竟也成了日常的玩笑話題。那麼，當懷孕的過程不順利，最終流產，隊友該扮演什麼角色？讓我們試著把眼睛閉上，假想流產的畫面，是否常常只有傷心的女人，少了男性的角色？

回想起來，我身邊確實也常有男性友人無奈地問我：「老婆流產了，我到底該如何是好，怎麼做都不對，不是被她罵就是把她惹哭。」上網爬文也會發現，很多男性在太太流產後，因為缺乏相關知識與經驗，但又需負起照顧的責任，只好手足無措的求救。更有國內的調查發現，許多先生根本不了解太太曾經流產過的次數。

其實，不只懷孕育兒，流產當然也是兩個人的事！那麼男性到底該怎麼做呢？

首先，一定要記住的是「流產不是誰的錯」，不是你的錯，更不是太太的錯。流產主要的原因就是胚胎不正常，和女性的食衣住行、體質都無關。所以，停止找原因理由吧！很多男性會在門診頻頻追問，是不是太累？是不是喝冰水刺激？還是情

緒太激動？我覺得這些質疑不僅有點白目，還會讓女性又陷入自我責怪的無限迴圈。另外，也不用強逼太太吃一堆補身體的補品，或給予對方一堆無謂的飲食限制。畢竟，食物就是給予身體營養素，不是藥也不是毒。這時候心情已經夠差了，太多規矩限制，只是平添壓力。

第二，面對外界許多閒言閒語，甚至是檢討女性的聲音，身為隊友這時候最重要就是澄清這些疑慮，好比「流產發生比例本來就很高，五個就有一個。」、「胚胎不正常，可能剛好是精子或卵子的染色體有問題，這個機率本來就存在。」當親友說快點把小孩生回來時，也可以冷靜的回應「謝謝關心，這是我們夫妻的事。」這些善意的回應都比在一旁發呆，讓太太獨自承受來得溫暖。

至於何時計畫下一胎 我要說一句公道話，應該是太太說了算！真的不要急著證明自己「沒問題」，想趕快把小孩生回來，因為流產的擔心害怕、懷孕的風險不管怎樣總是女性承擔較多，即使生理上創傷不大，看不見的傷痛卻無法量化。所以，即使醫學上不需要等待，我會建議還是要給女性多一點心理準備。

反過來說，有些女性礙於年紀、人生計畫，會希望流產後

可以積極規劃下次受孕，這時候「順其自然」這個四個字，聽起來就會特別刺耳，我覺這真的無可厚非，因為卵巢功能就是會隨著時間退化，時間壓力也是女性承受較多。

　　另外，就我觀察很多男性在面對傷痛時，總抱持「男人有淚不輕彈」的舊觀念，硬是把自己的情緒丟到黑洞，不容許自己有脆弱的空間。其實從「我要當爸爸」的夢中醒來，每個人都有哭和難過的權利。更何況很多女性在流產當下，更需要的是感同身受，甚至希望伴侶陪著自己一起哭、一起難過，故作堅強有時不僅會內傷，還會讓伴侶覺得好孤單。我想說的是，男人，真的不用隱忍自己的傷痛與眼淚，哭吧！哭吧！不是罪。

凍卵，或許可以解放妳

在遙遠的住院醫師年代，我第一次聽到凍卵這項技術時，心中竟馬上二次創作一句廣告詞：「科技始終來自於人性，醫療終將解放女性。」是的，這項技術幫女人凍結無情的時間，讓卵巢沙漏暫停倒數，給了我們更多餘裕和資本去考量現在該懷孕還是拼事業，也避免怕以後生不出來，先隨便找對象結婚的窘況。

凍卵技術，生育的新選擇

隨著凍卵漸漸普及，不管是飯局、講座或是網路問答，每當談及生育議題時，總會有人請我針對凍卵發表看法，給予專業意見。先破題，這個議題要考量的面向很多，即使是專業人士，看法都未必相同，各國生殖醫學會仍無共識。

凍卵的流程前半段和試管療程相似，都是從月經第 2-3 天起施打排卵針劑及根據卵巢超音波的結果，調整藥物劑量，等到成熟的卵子數目足夠時，就會安排取卵手術，只不過試管療程後續會進行精卵結合，凍卵則直接將卵子冷藏保存。整個療

程大約 2 到 3 週，花費約 10 萬元上下，後續每年保存費約 1 萬以內，可永久保存沒有期限。

近年來，冷凍卵子的技術已日趨成熟，非實驗階段。解凍後成功懷孕率和解凍胚胎差距已逐漸縮小，一般來說，冷凍卵子時年紀越輕，解凍後卵子的品質越好，成功受孕的機率越高。

根據歐洲生殖醫學會期刊數據，20 多歲女性每凍 1 顆卵成功懷孕的機率有 10%，35 歲剩下 7%，40 歲有 4%，到了 45 歲則是 1%。所以為了提高解凍後成功懷孕的機率，醫師都會建議年紀越大的女性需要保存的卵子數目就越多。（參考台灣生殖醫學會建議：30-36 歲要取 15-20 顆，37-39 歲取 20-30 顆，40 歲以上要取 30 顆以上。）

取卵手術，是舒眠麻醉下，藉由陰道超音波指引，從陰道穿刺取卵，傷口只有針孔大，手術時間為 30-60 分鐘，不需要住院休息，算是風險相對很小的一日手術。不過，凡是手術都會有併發症，好比傷口感染、腹腔內出血、麻藥過敏等，但機率和其他手術相比並無特別高，大可不必過於擔心。

刺激排卵，不會有疾病或提早更年期之風險

有人擔心數次的排卵刺激，會增加各種婦科癌症的風險（乳癌、卵巢癌、子宮內膜癌）。但根據目前的數據顯示，不管後續是要凍卵或進入試管嬰兒療程，都不會增加風險！因為雖然排卵刺激藥都是賀爾蒙製劑，但藥效都是短期不會殘留人

體，且都在安全範圍內，長期來看，並不會增加癌症、肌瘤、巧克力囊腫的機率。不過如果在排卵刺激前就已經被診斷癌症，就要和專科醫師討論，決定凍卵是否合適。

另外，即使多次取卵，也不會讓更年期提早報到，因為女生出生時的卵子數目約有 200 萬，而終其一生所排出成熟的卵子也只有 400 顆上下，大部分的卵子還來不及成熟就萎縮了，並不會因為療程多取了幾顆卵就把庫存的卵子提早用光。

至於排卵刺激時，可能因賀蒙爾蒙所產生的副作用，例如：比較容易水腫、體重增加、腹脹，這些都是可逆的現象。

因此以醫學角度來看，凍卵是一項安全、成熟的醫療技術，可以讓還沒打算現在生育的女人多一份保障。只不過，到底該不該凍、幾歲去凍最適合，就未必是醫學可以回答的問題。在考慮這個議題時，追根究底還是要先釐清自己想不想生一個有「自己基因」的孩子。

舉例來說，有朋友告訴我，她很早就和先生講清楚她不想經歷懷孕的辛苦和身體的變化，所以暫時不考慮生育。如果將來後悔，大可以收養小孩，反正社會上，需要人愛的孩子還那麼多，她何苦自己懷孕。相對的，我也有遇過快要 40 歲正在打離婚官司的女生，趁著訴訟期間先去凍卵，避免蹉跎光陰，未來錯失生育的機會。因此我認為若妳處於想生育但目前做不到的狀態，好比同性伴侶、單身女子、不想和目前伴侶生育但可能未來會有不同想法的女生，就可認真評估是否該凍卵。

凍卵評估指標：年紀、AMH 數值、個人資本

至於該怎麼評估，我認為最重要的指標是：年紀、卵巢功能指數（AMH）數值、個人資本。

年紀：

大部分的醫師會建議女性在 35 歲前凍卵，因為年紀越大卵子品質越差，為了提升懷孕率，要保存的數目也就越多。其實，數據會說話，北部一家醫學中心的平均凍卵年紀就約落在 37 歲，就能看見年紀考量的端倪。

超過 40 歲也不是不行，但因單次療程能取出的卵子可能只有 1、2 顆，有時甚至得進行超過 10 次療程，付出和回收不成比例，女性本人相對更辛苦、壓力更大。

相反的，若年紀低於 30 歲則可暫時不考慮凍卵。就曾有一個 20 幾歲的女子，每次看到我開口就是：「烏烏醫師，凍卵可怕嗎？我該凍卵嗎？」仔細詢問她的動機，才發現是算命先生警告她命中無子，要戒慎恐懼。我只好拿出數據告訴她，一般年紀小於 30 歲因後續自然懷孕機率高，可暫時不考慮凍卵一事。真的很擔心可先安排檢測 AMH，排除卵巢早衰。

卵巢功能指數（AMH）數值：

其實 AMH 檢測問世時，主要是不孕夫妻在評估該選擇人工授精或試管療程時的一個指標。AMH 這種賀爾蒙是由卵巢

中未成熟的小卵泡所分泌，我們可藉它的高低去推測卵巢卵泡的庫存量（越低表示卵子庫存越少、卵巢功能相對較差），以及預測排卵刺激後能取出的卵子數目，進而決定刺激排卵時的療程和劑量，減少卵巢過度刺激症候群的發生。

因此這個數值可作為年紀之外，凍卵與否的第二指標，女性 AMH 指數在每個年齡層有其正常的範圍，一般來說介於 2-5 之間，隨年紀、卵巢功能退化逐漸下降，40 歲以後通常會降至 1 以下。若在 40 歲以前指數就低於 1，則為卵巢早衰跡象，或是檢測數字比同年齡的人低上許多，醫師就會建議可提早考慮生育甚至凍卵。

個人資本：

再來最現實的還是個人的資本，直白一點説，10 萬元是妳幾個月的薪水會深深影響最終的決定，畢竟 10 萬對某些人來說不吃不喝也得存上大半年，但對有些人來說不痛不癢。因此考量的基準點當然大不相同，不能一概而論。

正因如此，就有媽媽開玩笑地和我説，以後不僅要存學費，還要預存女兒的凍卵經費，讓女兒可放心去追求個人目標，不受年齡限制。就我所知，目前也有許多知名美國公司還會提供 30 歲以上女性員工免費凍卵的福利，讓事業和生育兩端猶豫不決的員工，可先暫緩生育計畫，繼續為公司賣命，想想真是資本主義的極致！

其實我認為凍卵就好像買保險，若到時真的派上用場，就會深感付出的金錢和時間相當值得，但相反的，最終若妳順利自然懷孕，或打消生育念頭，這些先買好的保險，就無用武之地。總歸來說，凍或不凍，幾歲去凍，最終的選擇權永遠在妳身上，沒有對錯。

此外，我還是要提醒，雖然凍卵可以暫停卵巢年齡，子宮功能也不受年紀影響，但隨著年紀增加，各種孕期病發症如子癲前症、妊娠糖尿病會顯著上升，懷孕風險相對比較大。再加上肌力、骨質、體力會隨年紀流失，產後育兒會更辛苦。因此我建議，若打算推遲生育年齡，務必靠著重量訓練和健康飲食，把自己身體的基礎打好，另外考量到自身健康和與孩子的年齡差，還是盡可能別超過 55 歲再受孕，畢竟其他器官沒有被「冷凍」，還是會隨時間老化啊！

烏烏醫師來解答

Q：女性應該固定做卵巢功能指數（AMH）檢測嗎？

　　有些衛教文章呼籲女性提早檢測 AMH、了解自己的卵巢年齡，甚至還直接把 AMH 定義為女性健檢的必做項目之一。雖說推廣這項檢測可讓女性更了解自己的身體，不過我認為，如果不是正在考慮凍卵或人工生殖，需要多一個量化指數參考，檢測 AMH 的實質意義不大。

　　原因在於，這個數值無法靠外力來改善，好比血糖偏高可藉運動、飲食甚至藥物改善，或藉由抽血追蹤，評估血糖控制狀況、調整藥物。可是得知 AMH 偏低後，並沒有辦法靠吃保健食品改變。此外，AMH 比同年齡的人低，也不代表卵子品質很差，流產、胚胎異常的機率也不會增加，更不表示婦科不健康或是會較早進入更年期。另外，即使數值超低，只要不避孕，還是有可能自然懷孕。我在門診就曾遇過 40 歲左右的女性檢驗的指數不到 1，結果仍意外懷孕。

　　再來就是，這個檢查雖然方便，但若要呈現婦科的健康狀況仍有它的侷限，不能取代其他問診、抽血及婦科檢查。舉女性常見的生理期混亂為例，應該優先紀錄排卵週期、檢視日常飲食作息，來排除是否為下視丘停經。若是多囊性卵巢，也得

應透過子宮超音波、男性賀爾蒙濃度檢測來判定，並非優先檢驗 AMH。另外，這個數值也僅代表當下卵子庫存數，無法預測後續衰退速度，因此醫師也無法以 AMH 高低預測女性何時進入更年期。

　　所以，並不建議所有女性特別去檢測或納入健康檢查的必要項目，因為如果後續不考慮進行人工生殖和凍卵，測 AMH 數值可能徒增壓力和焦慮，多被一個數字綁架。

高寶書版集團
gobooks.com.tw

HD 138
無框身體
婦產科醫師寫給妳的身體指南，破除性別限制與生育迷思，陪妳一起愛自己

作　　者	烏烏醫師	
主　　編	楊雅筑	
封面設計	黃馨儀	
內頁排版	賴姵均	
企　　劃	何嘉雯	

發 行 人　朱凱蕾
出　　版　英屬維京群島商高寶國際有限公司台灣分公司
　　　　　Global Group Holdings, Ltd.
地　　址　台北市內湖區洲子街88號3樓
網　　址　gobooks.com.tw
電　　話　（02）27992788
電　　郵　readers@gobooks.com.tw（讀者服務部）
傳　　真　出版部（02）27990909　行銷部（02）27993088
郵政劃撥　19394552
戶　　名　英屬維京群島商高寶國際有限公司台灣分公司
發　　行　英屬維京群島商高寶國際有限公司台灣分公司
初版日期　2021年08月

國家圖書館出版品預行編目（CIP）資料

無框身體：婦產科醫師寫給妳的身體指南,破除性別限制
與生育迷思,陪妳一起愛自己 / 烏烏醫師著. -- 初版. --
臺北市：英屬維京群島商高寶國際有限公司臺灣分公司,
2021.08
　　面；　公分. --（HD 138）

ISBN 978-986-506-186-9（平裝）

1.婦科　2.婦女健康　3.保健常識

417　　　　　　　　　　　　　　　110010799

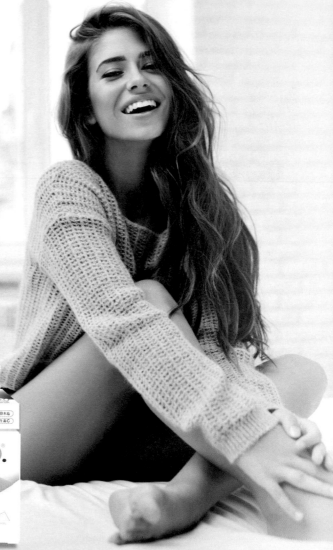
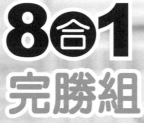
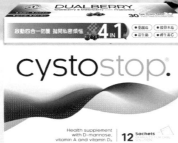

雙"道"保護 再升級
尷尬困擾 不反覆

跟私密煩惱 say bye bye!

買

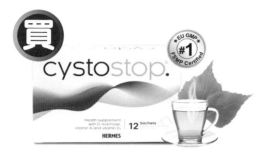

★EU GMP #1 FSMP Certified

淨舒逸 沖泡飲
cystostop.　市價 $1280

唯一喝的 甘露醣

歐盟FSMP特殊用途食品認證

- ⬡ 甘露醣 2000mg
- 🍃 樺樹葉 435mg
- 維生素D₃ 200IU
- Ⓐ 維生素A 400IU

德國草本配方
增加如廁數

溫溫喝
更有效

送

DUALBERRY
Cranberry & Elderberry with Probiotics
30

雙莓益菌 口含錠
DUALBERRY　市價 $450

有效雙莓 益菌群

嚴選自母乳 優質私密益菌群

- 蔓越莓 100mg
- 接骨木莓 10mg
- 益生菌群 60億
- Ⓒ 維生素C 40mg

雙莓配方
好吃有效

優質益菌群
私密好環境

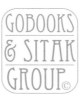